协和医生答疑丛书

荣获国家科学技术进步奖

中国医学科学院健康科普研究中心推荐读本

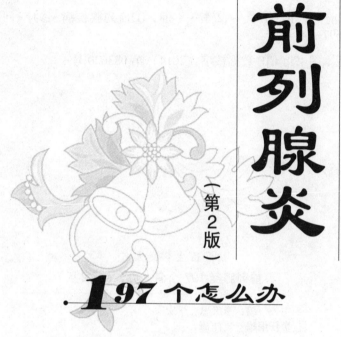

前列腺炎（第2版）

197个怎么办

主　编　李汉忠　李宏军

 中国协和医科大学出版社

图书在版编目（CIP）数据

前列腺炎197个怎么办／李汉忠，李宏军编著. —北京：中国协和医科大学出版社，2014.6
（协和医生答疑丛书）
ISBN 978-7-5679-0085-1

Ⅰ. ①前… Ⅱ. ①李… ②李… Ⅲ. ①前列腺疾病–诊疗–问题解答
Ⅳ. ①R697-44

中国版本图书馆 CIP 数据核字（2014）第 083620 号

协和医生答疑丛书

前列腺炎 197 个怎么办？（第 2 版）

主　　编　李汉忠　李宏军
责任编辑　吴桂梅

出版发行　中国协和医科大学出版社
　　　　　（北京东单三条九号　邮编 100730　电话 65260378）
网　　址　www. pumcp. com
经　　销　新华书店总店北京发行所
印　　刷　北京佳艺恒彩印刷有限公司

开　　本：710×1000　1/16 开
印　　张：7. 25
字　　数：80 千字
版　　次：2014 年 7 月第 1 版　　2014 年 7 月第 1 次印刷
印　　数：1—5000
定　　价：25. 00 元

ISBN 978-7-5679-0085-1

内 容 简 介

　　这是一本关于前列腺炎的科普读物。全书采用问答的
形式，详尽地介绍了前列腺的组织结构、生理功能，深入
浅出地论述了各种类型前列腺炎的发病原因、临床表现、
诊断要点、治疗方法及预后，并向读者介绍了包括精神调
节、体育锻炼、饮食起居调节等在内的多种有效的保健方
法。本书内容简练、条理清晰、通俗易懂，不仅可以为一
般读者提供有益的医疗与保健指导，且对于临床工作者也
具有很好的启发作用。

丛书序言

　　"协和"是中国医学的金字招牌，也是许多中国百姓心中最高医学水平的象征。正是如此，全国各地近些年如雨后春笋般地出现许许多多的"协和医院"。但医学界知道，"协和"有北京、武汉、福建三个老牌医院；对于北方的大多数人而言，"协和"特指北京协和医院和北京协和医学院。

　　"北京协和"联系着黄家驷、林巧稚、张孝骞、吴英恺、邓家栋、吴阶平、方圻等一位位医学泰斗，也联系着一代代"新协和人"的劳动创造。这里有科学至上、临床求真、高峰视野、学养博深等闪光品格，也有勤学深思、刻苦务实、作风严谨、勇于创新等优秀精神。

　　"协和医生答疑丛书"是协和名医智慧和经验的总结，由北京协和医学院和北京协和医院众多专家参与编写，体现了这些专家对疾病的认识和对患者的关怀，更重要的是展示了他们多年甚至是一生临床诊疗的丰富经验。

　　"协和医生答疑丛书"因为其科学性、权威性和实用性，获得中国科普图书最高奖——国家科学技术进步奖二等奖。协和专家长期从事专业工作，写作语言并不十分通俗，也不够活泼，但这些在医学巅峰的医学专家写出了自己独特的经验和独到的见解，给读者尤其是患者提供了最科学最有效的建议。

　　几十年来，全国各地成千上万的患者为获得最好的治疗，辗转从基层医院到地市医院，再到省级医院，最后来到北京协和医院，形成"全国人民上协和"的独特景观。而协和专家也在不断总结全国各级医院的诊疗经验，掌握更多的信息，探索出更多的路径，使自己处于诊治疑难病的优势地位，所以"协和"又是卫生部指定的全国疑难病诊疗指导中心。

"协和医生答疑丛书"不是灵丹妙药，却能帮您正确认识身体和疾病，通过自己可以做到的手段，配合医生合理治疗，快速有效地康复。书中对疾病的认识和大量的经验总结，实为少见，尤为实用。

袁　钟

中国医学科学院健康科普研究中心主任

前　　言

前列腺炎是男性常见病、多发病，青年人发病较多，发病年龄多在20~70岁，30~50岁最多见。据统计，前列腺炎占泌尿外科门诊疾病的25%。国外文献报道，成人前列腺炎的病理发病率为35%~98%，国内报道为37%~69%。

慢性前列腺炎的治疗方法虽然很多，由于其发病的确切机制尚不十分清楚，至今没有一种保守治疗的特效药物和方法。处理的观点也不一致，较难彻底治愈。

前列腺炎急性者少，慢性者多，慢性前列腺炎可急性发作；近年又分出一种前列腺痛。前列腺炎发病缓慢，但经久不愈，病情较顽固，该病的痛苦虽不算严重，但对人的身心影响并不小，患者常伴有神经和精神症状。

本书从医生和患者实用的角度，着重于患者对前列腺炎的常见疑问，进行解答。对临床泌尿外科医生、医学生及前列腺炎患者有参考价值。

前列腺炎的病因还不够清楚且较复杂，有待进一步研究和探索。由于时间仓促，本书还有一些缺点及不足，请读者指正。

编　者

再版前言

　　前列腺炎是成年男性的常见病、多发病，发病年龄多在20～70岁，青年人发病较多，30～50岁最多见。据统计，前列腺炎占泌尿外科门诊疾病的25%。男人一生中可能遭遇前列腺炎影响的概率大约为50%。虽然前列腺炎的治疗方法很多，由于其发病的确切机制尚不十分清楚，至今没有一种保守治疗的特效药物和方法，处理的观点也不一致。前列腺炎急性者少，慢性者多，慢性前列腺炎还可以急性发作。前列腺炎发病缓慢，但容易经久不愈，病情较顽固，该病的痛苦虽不算严重，但对人的身心影响并不小，病人常伴有神经和精神症状。据此，出版发行前列腺炎相关科普书籍，普及前列腺炎知识，是十分必要的，也是我们再版本书的初衷。

　　本书内容具有"新、细、实用、图文并茂"的特点。再版书基本上保留了原著书的写作风格和框架，并进行了大幅度的补充和改写，增加了许多数据、图表及插图，使得文章的可读性和趣味性得到增强。值得特别提出的是，本书介绍了最新的前列腺炎分类方法，但是由于新分类方法较繁杂，分类术语比较不接地气，难以为公众所接受，所以我们仍然采用习惯的急性前列腺炎、慢性细菌性前列腺炎、慢性非细菌性前列腺炎和前列腺痛的分类方法，并按照这个分类展开来介绍。本书从对医生和病人实用的角度，着重于病人对前列腺炎的常见疑问进

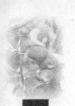

行解答。对临床泌尿外科医生、医学生及前列腺炎病人有参考价值。

　　前列腺炎的病因还不够清楚且较复杂，有待进一步研究和探索。此外，由于时间仓促，本书的缺点及不足在所难免，恳请读者指正。

编　者

目　录

一　前列腺的生理解剖

1. 什么是前列腺? …………………………………………（ 1 ）
2. 前列腺在哪里? …………………………………………（ 1 ）
3. 前列腺的形态是怎样的? ………………………………（ 3 ）
4. 前列腺与尿道的关系是怎样的? ………………………（ 3 ）
5. 前列腺是如何生长发育的? ……………………………（ 3 ）
6. 前列腺的体积有多大? …………………………………（ 3 ）
7. 前列腺的组织结构是怎样的? …………………………（ 4 ）
8. 前列腺炎的组织学基础是什么? ………………………（ 4 ）
9. 前列腺被膜的结构是怎样的? …………………………（ 4 ）
10. 前列腺分几叶及各叶临床意义是什么? ………………（ 5 ）
11. 前列腺分几区? …………………………………………（ 5 ）
12. 什么是前列腺中央区? …………………………………（ 6 ）
13. 什么是前列腺移行区? …………………………………（ 6 ）
14. 什么是前列腺外周区? …………………………………（ 6 ）
15. 前列腺炎为什么好发在外周区? ………………………（ 7 ）
16. 前列腺的动脉有几支? …………………………………（ 7 ）
17. 前列腺的静脉是如何分布的? …………………………（ 7 ）
18. 前列腺的淋巴回流是怎样的? …………………………（ 8 ）
19. 前列腺受哪些神经支配? ………………………………（ 8 ）
20. 前列腺的生理功能有哪些? ……………………………（ 8 ）

21. 什么是前列腺的解剖功能？ ……………………………（ 9 ）

22. 前列腺是如何完成运输功能的？ ………………………（ 9 ）

23. 什么是前列腺的分泌功能？ ……………………………（ 9 ）

二　前列腺的相关化验检查

24. 什么是前列腺液？ 都含有哪些成分？ ………………（ 10 ）

25. 前列腺液检查白细胞总超标，要不要紧？ …………（ 10 ）

26. 前列腺液的功能有哪些？ ……………………………（ 11 ）

27. 前列腺能分泌哪些激素？ ……………………………（ 11 ）

28. 什么是前列腺特异抗原？ ……………………………（ 11 ）

29. 什么是酸性磷酸酶？ …………………………………（ 12 ）

30. 测定酸性磷酸酶有什么临床意义？ …………………（ 12 ）

31. 锌在前列腺液中有什么作用？ ………………………（ 12 ）

32. 如何获取前列腺液？ …………………………………（ 12 ）

33. 前列腺液检验的临床意义是什么？ …………………（ 13 ）

34. 按摩获取前列腺液不易流出该怎么办？ ……………（ 13 ）

三　前 列 腺 炎

（一）前列腺炎的特点 …………………………………（ 14 ）

35. 什么是前列腺炎？ 前列腺炎是如何分类的？ ………（ 14 ）

36. 前列腺炎的基本特点是什么？ ………………………（ 15 ）

37. 前列腺炎各分类的临床特点是什么？ ………………（ 15 ）

38. 前列腺炎会传染女性么？ ……………………………（ 16 ）

（二）前列腺炎的病因 …………………………………（ 17 ）

39. 引起前列腺感染的途径有哪些？ ……………………（ 17 ）

40. 前列腺炎的常见致病菌有哪些？ ……………………（ 17 ）

41. 细菌侵入前列腺是否一定引起前列腺炎？ …………（ 17 ）

42. 造成尿道病原体逆行感染前列腺的常见因素有哪些？ ……（ 18 ）

43. 日常生活中哪些不良因素可导致前列腺炎？ ……………………（ 18 ）

44. 哪些疾病可导致前列腺炎？ ……………………………………（ 19 ）

45. 哪些检查或治疗可引起医源性前列腺炎？ ……………………（ 19 ）

46. 慢性前列腺炎与射精的解剖生理关系是怎样的？ ……………（ 20 ）

（三） 前列腺炎的症状 ………………………………………………（ 20 ）

47. 前列腺炎有何特点？ ……………………………………………（ 20 ）

48. 前列腺炎可引起哪些全身症状？ ………………………………（ 21 ）

49. 前列腺炎可引起哪些排尿症状？ ………………………………（ 21 ）

50. 前列腺炎可以引起哪些局部不适症状？ ………………………（ 21 ）

51. 前列腺炎可以引起哪些部位的疼痛？ …………………………（ 22 ）

52. 前列腺炎可以引起哪些类型的性功能障碍？ …………………（ 22 ）

53. 前列腺炎可以引起哪些神经系统症状？ ………………………（ 22 ）

54. 前列腺炎是否影响生育？ ………………………………………（ 23 ）

55. 前列腺炎能否引起变态反应性疾病？ …………………………（ 23 ）

56. 出现哪些症状可考虑前列腺炎？ ………………………………（ 23 ）

57. 前列腺溢液就是患有前列腺炎了吗？ …………………………（ 24 ）

58. 前列腺溢液是怎么回事？ ………………………………………（ 24 ）·

59. 哪些情况下容易造成前列腺过度充血？ ………………………（ 24 ）

（四） 前列腺炎的检查及诊断 ………………………………………（ 25 ）

60. 为什么要对前列腺炎病人进行直肠指诊？ ……………………（ 25 ）

61. 如何进行前列腺的直肠指诊？ …………………………………（ 25 ）

62. 慢性前列腺炎直肠指诊会有何发现？ …………………………（ 26 ）

63. 按摩前列腺并提取前列腺液时应该注意哪些事项？ …………（ 27 ）

64. 前列腺炎病人前列腺液有何变化？ ……………………………（ 27 ）

65. 何谓尿三杯试验？ ………………………………………………（ 27 ）

66. 尿三杯试验有何临床意义？ ……………………………………（ 28 ）

67. 前列腺液 pH 值测定有何意义？ ………………………………（ 29 ）

68. 前列腺液含锌量测定有何意义？ ………………………………（ 29 ）

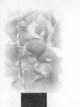

69. 前列腺炎病人精液检查有何意义？ …………………（29）

70. 前列腺炎病人可进行哪些辅助检查？ ………………（30）

71. 诊断前列腺炎为什么要施行全面检查？ ……………（30）

72. 对传统诊断方法的意义要如何理解？ ………………（30）

73. 前列腺炎应该与哪些疾病进行鉴别？ ………………（31）

（五）前列腺炎的治疗及预后 ……………………………（31）

74. 前列腺溢液应该如何应对？ …………………………（31）

75. 前列腺炎的治疗原则是什么？ ………………………（32）

76. 前列腺炎病人如何调节饮食？ ………………………（32）

77. 前列腺炎病人日常工作起居的注意事项有哪些？ ……（32）

78. 前列腺炎病人能进行性生活吗？ ……………………（33）

79. 为什么前列腺炎可行理疗治疗？ ……………………（33）

80. 病人应如何对待前列腺炎？ …………………………（33）

81. 前列腺炎的治疗目的及治疗现状是怎样的？ ………（34）

82. 治疗前列腺炎该如何选择抗生素？ …………………（34）

83. 治疗前列腺炎如何规范化使用抗生素？ ……………（34）

84. 抗生素在前列腺炎治疗中的作用如何？ ……………（35）

85. 如何判断前列腺炎已治愈？ …………………………（35）

86. 前列腺炎治愈的标准是根治吗？ ……………………（36）

87. 前列腺炎的预后怎样？ ………………………………（36）

88. 前列腺炎的预后新观念是什么？ ……………………（37）

89. 前列腺炎病人妻子的三个担心是什么？ ……………（37）

90. 治疗前列腺炎的常用 α-肾上腺素能受体阻滞剂及

其注意事项有哪些？ …………………………………（37）

91. 治疗前列腺炎的常用抗炎药及其注意事项有哪些？ ……（38）

92. 慢性前列腺炎局部治疗的可能途径有哪些？ ………（38）

93. 怎样用经尿道加压的方法治疗？ ……………………（39）

94. 直接进行前列腺内注药的利弊各是什么？ …………（40）

95. 中药煎剂保留灌肠治疗慢性前列腺炎的作用是什么？ …… （41）

96. 中药煎剂保留灌肠治疗慢性前列腺炎的理论基础
    是什么？ ……………………………………………… （41）

97. 前列腺炎病人如何实施中药保留灌肠？ …………… （42）

98. 中医和西医在前列腺炎治疗中各有什么优势？ …… （42）

99. 热水坐浴对前列腺炎有治疗作用吗？ ……………… （43）

100. 前列腺炎病人如何实施热水坐浴？ ………………… （43）

101. 哪些病人不应该坐浴？ ……………………………… （43）

102. 前列腺按摩能对前列腺炎起到治疗作用吗？ ……… （44）

103. 如何进行前列腺按摩？ ……………………………… （44）

104. 什么情况下不能进行按摩？ ………………………… （45）

105. 生物反馈是怎么回事？ ……………………………… （45）

106. 生物反馈为什么能够治疗慢性前列腺炎？ ………… （46）

107. 生物反馈治疗慢性前列腺炎的效果如何？ ………… （46）

108. 慢性前列腺炎久治不愈该如何应对？ ……………… （47）

（六）前列腺炎的保健 ………………………………… （47）

109. 前列腺特异抗原（PSA）增高一定是前列腺癌吗？ …… （47）

110. 新郎为什么易患前列腺炎？ ………………………… （48）

111. 慢性前列腺炎有遗传性吗？ ………………………… （48）

112. 要当心哪些前列腺的"自伤"行为？ ……………… （49）

113. 得了前列腺炎怎么办？ ……………………………… （51）

114. 前列腺也要"保养"吗？ …………………………… （51）

115. 慢性前列腺炎病人能否参加体育锻炼？ …………… （52）

116. 前列腺炎病人如何进行饮食调理？ ………………… （53）

117. 慢性前列腺炎病人是否要严格限制刺激性饮食？ …… （53）

118. 前列腺炎病人应怎样对待虚假广告宣传？ ………… （54）

119. 如何在生活中选择科学的疾病信息来源？ ………… （55）

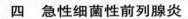

四　急性细菌性前列腺炎

120. 急性细菌性前列腺炎的病因是什么？ …………………（ 56 ）

121. 急性细菌性前列腺炎的感染途径有哪些？ …………（ 56 ）

122. 急性细菌性前列腺炎的致病菌有哪些？ ……………（ 56 ）

123. 急性细菌性前列腺炎有何病理变化？ ………………（ 57 ）

124. 急性细菌性前列腺炎的症状有哪些？ ………………（ 57 ）

125. 如何诊断急性细菌性前列腺炎？ ……………………（ 57 ）

126. 急性细菌性前列腺炎的并发症有哪些？ ……………（ 58 ）

127. 如何治疗急性细菌性前列腺炎？ ……………………（ 58 ）

128. 如何不让前列腺炎急性变慢性？ ……………………（ 59 ）

五　慢性细菌性前列腺炎

129. 慢性细菌性前列腺炎的病因及感染途径是什么？ ……（ 60 ）

130. 慢性细菌性前列腺炎有何病理变化？ ………………（ 60 ）

131. 慢性细菌性前列腺炎的常见症状有哪些？ …………（ 61 ）

132. 如何诊断慢性细菌性前列腺炎？ ……………………（ 61 ）

133. 慢性细菌性前列腺炎病人平时应注意什么？ ………（ 62 ）

134. 如何治疗慢性细菌性前列腺炎？ ……………………（ 62 ）

135. 中西医结合治疗慢性细菌性前列腺炎的具体措施

有哪些？ ………………………………………………（ 62 ）

六　慢性非细菌性前列腺炎

136. 慢性非细菌性前列腺炎的病因是什么？ ……………（ 64 ）

137. 慢性非细菌性前列腺炎有何病理变化？ ……………（ 64 ）

138. 慢性非细菌性前列腺炎的症状有哪些？ ……………（ 64 ）

139. 慢性非细菌性前列腺炎的并发症有哪些？ …………（ 65 ）

140. 如何诊断慢性非细菌性前列腺炎？ …………………（ 65 ）

141. 慢性非细菌性前列腺炎病人应注意什么？ ……………（65）

142. 慢性非细菌性前列腺炎的精神治疗方法有哪些？ ………（66）

143. 慢性非细菌性前列腺炎的药物治疗方法有哪些？ ………（66）

144. 慢性非细菌性前列腺炎的物理疗法有哪些？ …………（67）

145. 慢性非细菌性前列腺炎在什么情况下采用手术治疗？ …（67）

146. 慢性非细菌性前列腺炎治疗过程中病人应注意
      哪些问题？ ………………………………………（68）

七　前列腺痛

147. 什么是前列腺痛？ ………………………………（70）

148. 前列腺痛有何病理改变？ …………………………（70）

149. 前列腺痛有何临床特点？ …………………………（70）

150. 前列腺痛的主要症状有哪些？ ……………………（71）

151. 前列腺痛的实验室检查会有哪些发现？ ……………（71）

152. 前列腺痛病人行直肠指诊有何发现？ ………………（71）

153. 前列腺痛病人行尿流动力学检查有何发现？ ………（72）

154. 前列腺痛病人行膀胱镜检查有何发现？ ……………（72）

155. 前列腺痛病人行膀胱造影有何发现？ ………………（72）

156. 如何诊断前列腺痛？ ………………………………（72）

157. 如何治疗前列腺痛？ ………………………………（73）

158. 前列腺增生为什么容易合并前列腺炎？ ……………（73）

八　前列腺脓肿

159. 前列腺脓肿有何临床表现？ ………………………（74）

160. 如何诊断前列腺脓肿？ ……………………………（74）

161. 如何治疗前列腺脓肿？ ……………………………（74）

九　滴虫性前列腺炎

162. 什么是滴虫性前列腺炎？ ………………………………（ 75 ）

163. 滴虫性前列腺炎有何表现？ ……………………………（ 75 ）

164. 如何治疗滴虫性前列腺炎？ ……………………………（ 75 ）

十　前列腺结石

165. 前列腺结石是怎么产生的？ ……………………………（ 76 ）

166. 前列腺炎病人是否更容易在前列腺内生"石子"？ ………（ 76 ）

167. 患有前列腺结石可以出现哪些症状？ …………………（ 77 ）

168. 如何诊断前列腺结石？ …………………………………（ 77 ）

169. 如何治疗前列腺结石？ …………………………………（ 77 ）

十一　前列腺结核

170. 前列腺结核为什么容易漏诊和误诊？ …………………（ 79 ）

171. 前列腺结核有何临床表现？ ……………………………（ 79 ）

172. 如何诊断前列腺结核？ …………………………………（ 79 ）

173. 前列腺结核对男性生育有何影响？ ……………………（ 80 ）

174. 如何治疗前列腺结核？ …………………………………（ 80 ）

175. 前列腺结核的治愈标准是什么？ ………………………（ 81 ）

176. 前列腺结核的手术治疗指征是什么？ …………………（ 81 ）

十二　念珠菌性前列腺炎

177. 什么是念珠菌性前列腺炎？ ……………………………（ 82 ）

178. 如何治疗念珠菌性前列腺炎？ …………………………（ 82 ）

十三　淋球菌性前列腺炎

179. 什么是淋球菌性前列腺炎？ ……………………………（ 83 ）

180. 淋球菌性前列腺炎的临床表现是什么？ …………… （83）

181. 如何诊断淋球菌性前列腺炎？ ……………………… （84）

182. 怎样治疗淋球菌性前列腺炎？ ……………………… （84）

183. 淋球菌性前列腺炎的治愈标准是什么？ …………… （84）

184. 淋球菌性前列腺炎的心理治疗有哪些？ …………… （85）

185. 如何预防淋球菌性前列腺炎？ ……………………… （85）

十四　肉芽肿性前列腺炎

186. 什么是肉芽肿性前列腺炎？ ………………………… （86）

187. 肉芽肿性前列腺炎的常见病因有哪些？ …………… （86）

188. 肉芽肿性前列腺炎的发病机制是什么？ …………… （86）

189. 肉芽肿性前列腺炎有何病理变化？ ………………… （87）

190. 肉芽肿性前列腺炎有什么症状？ …………………… （87）

191. 肉芽肿性前列腺炎有何体征？ ……………………… （87）

192. 肉芽肿性前列腺炎的 B 超检查有何表现？ ………… （88）

193. 如何诊断肉芽肿性前列腺炎？ ……………………… （88）

194. 如何治疗肉芽肿性前列腺炎？ ……………………… （88）

十五　前列腺炎相关疾病

195. 前列腺炎与前列腺增生是一回事吗？ ……………… （89）

196. 患了前列腺增生就不会再得前列腺炎了吗？ ……… （89）

197. 如何判断前列腺增生与前列腺炎？ ………………… （90）

附录1　慢性前列腺炎症状指数（NIH-CPSI） ………… （91）

附录2　前列腺液常规的基本化验项目及正常参考值 ……… （95）

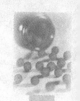

一

前列腺的生理解剖

1. 什么是前列腺？

前列腺是男性生殖器官中最大的腺体，其质地坚韧，由腺体和肌组织构成。

与人体的其他器官相比较，前列腺简直是微乎其微，很少会引起人们的重视，甚至很多男人还不了解自身的前列腺到底是个啥东西。但就是这么一个微不足道的小腺体，带给很多成年男人的愉悦和麻烦还真是不少，并与我们十分看重的、甚至比生命还重要的"传宗接代"和"性能力"等体现男子汉气概的特点密切相关，是男人特有的性腺，这不得不令我们对其刮目相看了。

2. 前列腺在哪里？

每一个男人只有一个前列腺，深居在盆腔内，处在举足轻重的险要关卡，成为男人众多重要盆腔脏器的核心位置。前列腺位于膀胱下方，包绕尿道起始部，前列腺前方为耻骨联合，后面为直肠，距肛门上方约4厘米。因从会阴方面看，前列腺排列在膀胱之前而获此名。

当男人坐下来的时候，前列腺刚好隔着会阴与凳子紧密相连，因此有人形象地将其称作是"坐"在前列腺上面的，这也给男人的前列腺带来了巨大的负担，并成为诱发前列腺炎及疾病久治难愈的重要原因。

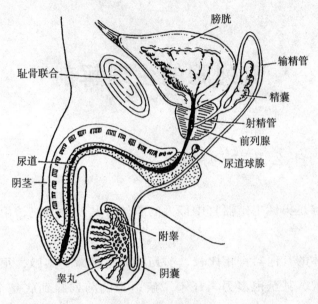

膀胱

输精管

精囊

射精管

前列腺

尿道球腺

耻骨联合

尿道

阴茎

附睾

阴囊

睾丸

前列腺的险要位置

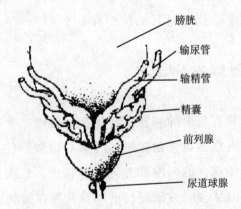

膀胱

输尿管

输精管

精囊

前列腺

尿道球腺

前列腺的解剖形态及周围"邻居"背面观

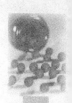

 ### 3. 前列腺的形态是怎样的?

前列腺的形态很像倒置的梨,上端宽大,称前列腺底,邻接膀胱颈;下端尖细,称前列腺尖,朝向前下方,位于尿生殖膈上。底与尖之间的部分,称前列腺体。体的后面平坦,在正中线上有一纵行浅沟,称前列腺中央沟。

4. 前列腺与尿道的关系是怎样的?

男性尿道在腺体底部近前缘处穿入前列腺,经腺实质前部,由前列腺尖穿出。近底的后缘处有一对射精管穿入前列腺,开口于尿道的前列腺部。前列腺的排泄管开口于尿道前列腺部的后壁。

5. 前列腺是如何生长发育的?

前列腺的生长发育与雄激素密切相关,因此从婴儿到青春期,前列腺体积增大较为缓慢。青春期后,在雄激素的刺激下,前列腺体积增长速度加快。在青春期前,前列腺的纤维肌肉、基质内导管系统及腺泡已经发育完好,至 30 岁,前列腺体积已趋稳定。从中老年阶段开始,前列腺又迎来了一个快速增长期,许多人发展成前列腺增生,并成为老年男性排尿困难的主要原因。

6. 前列腺的体积有多大?

小儿前列腺甚小,腺体发育不明显。性成熟期的腺体迅速生长。正常成人前列腺底部横径约 4 厘米,纵径约 3 厘米,前后径约 2 厘米,重约 20 克。老年期的腺体退化,但前列腺内的结缔组织大量增生，形成前列腺肥大或增生，压迫尿道可引起排尿困难。

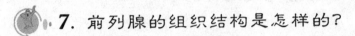

7. 前列腺的组织结构是怎样的？

前列腺由腺组织及基质构成。腺组织由30~50个复管腺泡组成，这些复管腺泡汇成15~30条导管，直接开口于尿道部精阜的两侧。基质由结缔组织、平滑肌和弹性纤维组成。

8. 前列腺炎的组织学基础是什么？

在前列腺特殊的组织结构中，有多达15~30条导管开口于精阜两侧，前列腺上皮又有很强的分泌功能。腺体较小而分泌功能较强，以及管道狭窄，使前列腺在多种因素影响下产生导管受压和闭塞，很容易引起充血和分泌物淤积，从而为感染的发生创造了条件，这也是导致前列腺炎容易复发的组织学基础。

9. 前列腺被膜的结构是怎样的？

前列腺的最外面的一层由结缔组织与平滑肌所构成的被膜所包绕，自外向内分为三层：①含有丰富静脉和疏松结缔组织的血管层；②纤维层；③与前列腺组织的大量肌肉纤维相连的肌层。这三层组织就是临床上常常提到的"著名的"影响药物吸收的结构基础。前列腺被膜中的结缔组织与平滑肌伸入前列腺实质，将其分成数叶，形成腺组织周围的基质，被膜与基质占前列腺重量的1/3，平滑肌的收缩可促进分泌物的排出。

10. 前列腺分几叶及各叶临床意义是什么？

前列腺分为五叶，即前叶、中叶、后叶及左右两个侧叶。

前叶很小，在临床上没有太大重要性。

中叶在两侧叶间，肥大时向上发展，导致尿道内口后面的膀胱黏膜隆起，易引起排尿困难。

后叶位于射精管开口以下的尿道后面，向上紧贴在中叶后面，直肠指诊时可触及。后叶于两侧叶间并无明显界限，很少发生肥大，但前列腺癌多发于此叶。

两侧叶最大，位于尿道两侧，直肠指诊时可触及。两侧叶发生肥大时从两侧压迫尿道，很容易造成排尿困难及尿潴留。

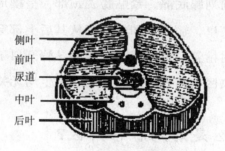

Lowsley 的前列腺分叶

 ### 11. 前列腺分几区？

前列腺腺体部可分为外周区（占 70%）、中央区（占 25%）、移行区（占 5%）以及尿道周围腺体区（此区所占比例很小，主要由纤维及平滑肌构成）。

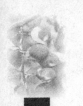

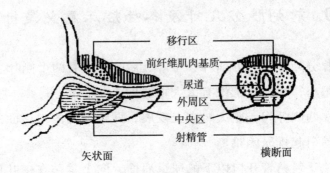

矢状面　　　　　　　　　横断面

前列腺的分叶与分区

12. 什么是前列腺中央区？

中央区构成前列腺底部，紧贴膀胱颈部，呈楔形包围于射精管周围，其尖部位于精阜，输精管和精囊管从其后上部穿入中央区，并在中央区内结合成射精管。中央区的精囊腺导管开口于邻近精囊处的尿道前列腺部。中央区与前列腺癌和前列腺增生均无关系。

13. 什么是前列腺移行区？

移行区位于前列腺深部，精阜之上，前列腺括约肌外侧。移行区是前列腺增生发生的部位。前列腺增生时，该区体积增大，并向外压迫前列腺皮质，使之被挤成一薄层纤维腺样结构，称为前列腺"外科包膜"。

14. 什么是前列腺外周区？

外周区在尿道的两侧面和外侧面，主要构成前列腺尖部，形成一

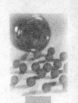

个漏斗，包绕中央区的两侧面和外侧面。外周区在精阜平面以下，与尿道前侧的横纹肌和平滑肌鞘相连，外周区的腺导管开口于尿道前列腺部的远端。外周区是前列腺炎和前列腺癌的发病区域。

15. 前列腺炎为什么好发在外周区？

外周区的腺管特点是沿着与尿道垂直的方向走行，逆尿流方向开口于前列腺部尿道，这种垂直走向导致前列腺部尿道内压增加时，尿液可逆流至外周区的腺管内。外周区腺管的另一特点是腺管长，因此，感染引起的水肿和瘢痕容易在此发生，导致管道阻塞，残留的感染不容易消除且容易复发。

16. 前列腺的动脉有几支？

前列腺的血液供应来自以下三支动脉：膀胱下动脉、直肠中动脉、阴部内动脉，它们都是髂内动脉的分支，其中膀胱下动脉是前列腺的主要供血者。

17. 前列腺的静脉是如何分布的？

引流前列腺的静脉在前列腺前面及两侧形成三个静脉丛，即前列腺前侧静脉丛及前列腺左右侧静脉丛。前列腺的静脉血大部分汇入下腔静脉，少部分进入门脉循环。此外，前列腺静脉丛与髂静脉丛、椎内静脉丛、直肠静脉丛（又称痔丛）有交通支，故前列腺癌可向椎骨、髂骨、骶骨及肝脏转移。

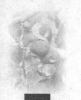

 ## *18.* 前列腺的淋巴回流是怎样的?

前列腺的淋巴网分布于腺体各小叶,于前列腺的前外侧汇成前列腺淋巴网,然后由3~4条较大的淋巴管汇入髂外淋巴结及髂内淋巴结,少数与直肠、膀胱、精囊及骶前等淋巴管相通。

 ## *19.* 前列腺受哪些神经支配?

前列腺的神经来自盆腔神经丛,包括交感神经和副交感神经。

交感神经兴奋使前列腺、精囊及射精管平滑肌收缩,促使精液排出,同时交感神经使尿道内括约肌和前列腺括约肌收缩,但抑制逼尿肌的收缩,使膀胱颈部及前列腺部尿道闭合,从而阻止尿液排出,而在射精时防止精液逆流。

副交感神经主要刺激前列腺腺泡的分泌,产生前列腺液,参与精液的组成。副交感神经兴奋时,逼尿肌收缩,尿道括约肌和前列腺括约肌舒张,促进排尿。

 ## *20.* 前列腺的生理功能有哪些?

前列腺作为男性最大的附性器官,始终在默默无闻地为男人做奉献,它在为了男人的健康愉快生存和体现男子汉气概而不停地"工作"着。例如,具有解剖功能,构成尿道和射精管一部分;参与控制排尿和射精功能;外分泌前列腺液(组成精液的营养物质和活化精子的关键成分)和内分泌许多重要的激素等,其中最主要的功能是分泌前列腺液,而这一切的努力往往难以被男人所察觉,直到它出了问题后才让男人警醒。

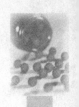

 21. 什么是前列腺的解剖功能？

　　从解剖角度看，前列腺包绕前列腺部尿道，构成了近端尿道壁，包括尿道内括约肌，此肌由环状平滑肌纤维围绕前列腺部尿道，可以控制尿液从膀胱内的排出。在射精时的收缩功能可使前列腺部尿道的近侧部分闭合，防止精液反流到膀胱内，将精囊液、前列腺腺泡和腺管内的前列腺液及输精管内的内容物输入到前列腺部尿道，并排出体外。

22. 前列腺是如何完成运输功能的？

　　前列腺由平滑肌及腺组织构成，在交感神经作用下，前列腺内平滑肌收缩，将精囊和输精管中的内容物经射精管输入前列腺部尿道。

23. 什么是前列腺的分泌功能？

　　前列腺具有重要的外分泌功能，每天可以排泌稀薄乳白色的前列腺液 0.5~2 毫升，构成了第一部分精液的主要部分，参与精液的凝固与液化过程，并提供精子生存的营养物质，它的生物合成物和一些分泌产物与受精过程密切相关，也提供一些抵抗男性泌尿系感染的物质。前列腺液是精液的重要组成部分，占精液总量的 25%~33%，所含的果糖、氨基酸、卵磷脂等是精子活动的主要能源；大量的枸橼酸钾、磷酸、钠、钾、钙等物质可以碱化精液，以对抗女性阴道内的酸性环境，提高精子的生存率和活动力；前列腺液分泌大量的精液液化酶，帮助凝固的精液液化；前列腺液内含有的透明质酸酶可以协助进入女性阴道内的精子穿透宫颈黏液和卵子的胞膜，从而促进精子与卵子的结合。

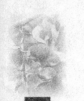

二

前列腺的
相关化验检查

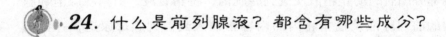

24. 什么是前列腺液？都含有哪些成分？

前列腺液是前列腺分泌的乳白色稀薄液体，它是精液的主要成分，它在精液中的含量仅次于精囊液，约占精液含量的 30%。

前列腺液内含钠、钾、钙、镁、锌等离子，氨基酸、葡萄糖及多种酶，包括纤维蛋白酶、葡萄糖醛酸酶及淀粉酶等。同时，前列腺液是精液中枸橼酸和酸性磷酸酶的主要来源，这两种成分的含量可以作为衡量前列腺功能的指标。

25. 前列腺液检查白细胞总超标，要不要紧？

一些成年男性，可能偶尔在体检中发现自己的前列腺液（EPS）内有超标的白细胞，这种情况对于那些已经康复了的前列腺炎病人更常见，并给他们带来了沉重的精神负担。

尽管前列腺液内白细胞的数量是慢性前列腺炎诊断和区分亚型的主要手段之一，也是疗效判定的重要指标之一，但近年来的诸多研究结果发现，前列腺液内白细胞数与病人是否存在细菌感染无相关性，与有无临床症状及其严重程度无关，对选择治疗方法的参考价值及治疗反应的预测意义也不大。因此，对前列腺液内白细胞增高在前列腺炎中的作用和意义有待重新评定。

近年来，国内外学者都发现，在 20%～30% 的健康成年男性的前列腺液内存在超过正常标准的白细胞，可以诊断为无症状的前列腺炎，即美国国立卫生研究院（NIH）最新分类的Ⅳ型前列腺炎。对于这部分人，前列腺内的炎症到底有多大意义还不清楚，多数学者认为对人体没有明显伤害，原则上是不需要进行任何治疗的，只有在他们因此而不能生育或中老年男性在筛查前列腺癌中发现前列腺特异抗原（PSA）增高时才需要给予关注。

26. 前列腺液的功能有哪些？

前列腺液为精子提供营养，酶类在精液中为精子开路，使精子更易穿过宫颈的黏膜和卵细胞的透明带，与卵子结合在一起。另外，前列腺液尚可润滑尿道及减低尿道酸性而有利于精子存活，并含有能促进精子活动能力的一些因子。同时，正常前列腺液具有抗菌作用。

27. 前列腺能分泌哪些激素？

前列腺具有一定的内分泌功能，它可以使睾酮快速代谢成具有更强活力的雄性激素（双氢睾酮），并输送到血液中。前列腺可以在一定程度上调节下丘脑和垂体功能。前列腺还能分泌其他多种激素，如促甲状腺释放激素、促肾上腺皮质激素、松弛素、催乳素、抑制素等。

28. 什么是前列腺特异抗原？

前列腺特异抗原（PSA）是一种丝氨酸蛋白酶，由前列腺各区的导管及腺泡分泌，前列腺特异抗原的主要作用可能是阻止精液液化。目前在临床上作为诊断前列腺癌的重要指标。但前列腺特异抗原有较高的敏感性，任何形式对前列腺的刺激，如直肠指诊、前列腺按摩、经直肠超声挤压等，均可造成前列腺特异抗原含量增多，故其假阳性率较高。

29. 什么是酸性磷酸酶？

酸性磷酸酶由前列腺细胞分泌，在前列腺中含量最多，并广泛存在于体内各种组织、细胞和体液中，如存在于前列腺、肝、肾、脾、骨骼、胆汁、红细胞、血小板、血浆、乳汁和唾液中。

30. 测定酸性磷酸酶有什么临床意义？

由于前列腺可以存在炎症、增生、癌症等诸多种类的疾病，一种疾病可以同时具有多种症状，而一个症状又可能提示多种疾病，所以不能单纯凭借临床表现来确定疾病的诊断，需要进行鉴别诊断，尤其是对于中老年男性排查前列腺癌。测定血清酸性磷酸酶有助于前列腺癌的鉴别诊断，尤其在前列腺癌有骨转移时，血清酸性磷酸酶可显著增多，而轻度增多见于急性尿潴留或近期做过直肠检查者。

31. 锌在前列腺液中有什么作用？

锌存在于前列腺上皮细胞中，是前列腺液中重要的离子成分，可能与男性生殖功能有关。锌在精液中与白蛋白结合，在精子外形成保护膜，使精子进行正常的新陈代谢。锌缺乏可引起男性不育及易患前列腺炎。但是，单纯依靠口服锌剂对控制前列腺细菌感染无效。

32. 如何获取前列腺液？

临床上采用前列腺按摩法获取前列腺液。方法为排尿后，病人取胸膝位，按摩前列腺后，见前列腺液自尿道口溢出，用玻璃片接取标本进行检查。

33. 前列腺液检验的临床意义是什么？

正常前列腺液为乳白色稀薄液体，显微镜检查时白细胞在每个高倍视野下为 1~5 个，超过 10 个表明有炎症。红细胞偶见，红细胞增加为炎症或出血，如精囊炎。上皮细胞少量，大量存在时应排除前列腺癌。卵磷脂小体可见量多，前列腺炎时卵磷脂小体减少。

34. 按摩获取前列腺液不易流出该怎么办？

获取前列腺液不是一件容易的事情，个别病人甚至难以取出前列腺液。当前列腺液不易按摩流出时，可做前列腺按摩前后的尿常规结果的对比分析，若按摩后尿常规检查白细胞明显增多，表明病人有前列腺炎。也可以对按摩后的排出尿液进行离心，分析沉渣，以分析推定前列腺的炎症情况是否存在。

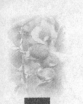
三

前 列 腺 炎

（一）前列腺炎的特点

35. 什 么 是 前 列 腺 炎？ 前 列 腺 炎 是 如 何

分 类 的？

　　前列腺炎是由于前列腺受到微生物等病原体感染或某些非感染因素刺激而发生的炎症反应，及由此造成的病人前列腺区域不适或疼痛、排尿异常等临床表现，并排除其他疾病，是一种常见且让人十分困惑的疾病。定义中包含三个基本要素：存在炎症、前列腺受累及下尿路症状。

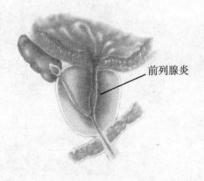

前列腺炎

　　近 30 年来，人们一直沿用的前列腺炎分类为：急性细菌性前列腺炎、慢性细菌性前列腺炎、慢性非细菌性前列腺炎和前列腺痛。1995年，美国国立卫生研究院（NIH）在过去综合分类的基础上进行了重新分类，将前列腺炎区分为Ⅰ型（急性细菌性前列腺炎）、Ⅱ型（慢性细菌性前列腺炎）、Ⅲ型（慢性非细菌性前列腺炎/慢性骨盆疼痛综合征，CP/CPPS）和Ⅳ型（无症状的炎症性前列腺炎）。1998年"国际前列腺炎合作网络（IPCN）"建议推广使用。

有关前列腺炎的认识误区仍然很多，单纯从定义的变迁，就不难看出医学界对于前列腺炎的认识经历了复杂曲折的过程。目前，公众中仍然对传统分类情有独钟，加之新的分型方法过于复杂而导致较低的接受度，所以本书中仍然以传统的分类方法对前列腺炎进行介绍。

36. 前列腺炎的基本特点是什么？

前列腺炎是成年男性常见病，约占泌尿外科门诊疾病的25%。前列腺炎急性者少，慢性者多，慢性前列腺炎也可以急性发作。该病发病缓慢，经久不愈，病情较顽固，对病人的身心影响较大。病人常有神经和精神症状。慢性前列腺炎的治疗方法虽然很多，但无特效的药物和方法，处理的观点也不一致，较难彻底治愈。前列腺炎的病因还不十分清楚，有待于进一步研究和探讨。

37. 前列腺炎各分类的临床特点是什么？

（1）急性细菌性前列腺炎：本病由细菌感染引起，多为大肠杆菌，起病急，临床症状重，前列腺液检查含大量白细胞，细菌培养阳性。

（2）慢性细菌性前列腺炎：本病由细菌感染引起，发病较慢，临床症状严重程度一般，前列腺液镜检白细胞阳性，细菌培养阳性，易反复发作。

（3）慢性非细菌性前列腺炎：可能是支原体、衣原体等感染引起，起病缓慢，病程长，前列腺液镜检白细胞阳性，细菌培养阴性。

（4）前列腺痛：病变较轻，病情轻重不一，病程较长，前列腺液镜检白细胞阴性，细菌培养阴性。

38. 前列腺炎会传染女性么？

绝大多数前列腺炎与病原体感染及传染无关。慢性前列腺炎不属于传染病，但在部分病人中却存在严重的精神顾虑，担心通过性生活传染给妻子，有些妻子也因为惧怕被丈夫传染而拒绝性生活，久而久之可能会对夫妻感情的沟通、正常的夫妻生活以及自身疾病的康复产生不良影响。

一般认为绝大多数慢性前列腺炎是非细菌性的，细菌性前列腺炎仅占 5% 左右，且多为非特异性的普通细菌或机会性致病菌。尽管可以通过性生活将细菌带入到配偶体内，通常不会造成女性的感染，因为女性阴道内具有较强的抵抗外来细菌感染的能力。所以，对于绝大多数病人来说可以不必考虑慢性前列腺炎的传染性问题。

但是某些致病性比较强的病原体以及某些特异性病原体，例如淋球菌、梅毒螺旋体、滴虫、霉菌等引起的慢性前列腺炎，在发病早期可以通过性生活途径将感染的病原体传染给配偶。这些特异性病原体引起的前列腺炎，由于病因明确，有针对性的治疗效果都很满意，一般经过短期治疗，病原体多可被杀灭，尽管还存在炎症病变，但多已没有传染性，即使此时进行性生活也不会被感染。

（二）前列腺炎的病因

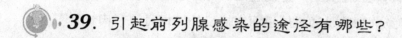

39. 引起前列腺感染的途径有哪些？

在男性所有的器官中，前列腺特别容易受到感染，病原体可以通过多种途径侵袭前列腺，包括血行感染、淋巴感染、直接播散和尿路逆行感染。

（1）血行感染：体内感染灶的细菌经血流进入前列腺。

（2）淋巴感染：下尿道及结肠的炎症可经淋巴管感染前列腺。

（3）直接播散和尿路逆行感染：这是最常见的感染途径。后尿道感染的病原体可通过前列腺管蔓延至腺体；未严格消毒的尿道器械的应用（如膀胱镜、尿道镜的检查）和治疗（如导尿、经尿道口注药等）以及上尿道感染均可使细菌经尿道进入前列腺；淋球菌等病原体感染也可由尿道向上蔓延引起前列腺感染。

40. 前列腺炎的常见致病菌有哪些？

在前列腺炎的致病病原体研究中，以细菌最为深入，以革兰阴性菌为主，其中大肠杆菌占首位，其次为变形杆菌、克雷伯杆菌、假单胞菌属、沙雷菌，以及其他少见的革兰阴性菌。在革兰阳性菌中，除肠球菌外很少致病。其他如淋球菌、结核杆菌、真菌、毛滴虫、衣原体及支原体等，亦可导致相应的前列腺炎。

41. 细菌侵入前列腺是否一定引起前列腺炎？

前列腺内可能存在三种微生物：致病性的病原体、机会性致病病原体和非致病性微生物。其中致病性的病原体只要检出就可以确定是感染，机会性致病的病原体只有在一定条件下才会引发感染和炎症，而非致病性微生物是不致病的，甚至可能在某种程度上对人体局部的正常代谢和功能状态具有一定的益处。许多学者坚信前列腺内存在正常菌群，毕竟前列腺是通过尿道而直接与外界相通的"肉试管"。

此外，即使是致病性的病原体侵入前列腺，例如少量的致病细菌侵入，但不是反复地进入，且前列腺的解剖、生理无异常改变，机体的抵抗力强，细菌则可被消灭。所以细菌侵入前列腺不一定引起前列腺炎。但任何情况导致前列腺的解剖、生理学方面出现异常（如充血、损伤、其他病变等），均可诱发前列腺的感染和炎症。

42. 造成尿道病原体逆行感染前列腺的常见因素有哪些？

尿道内的病原体逆行感染是男人感染前列腺炎的重要原因，有许多因素可以参与或加重这种逆行性感染。因此，明确常见的参与或加重这种逆行性感染因素，对于男人预防前列腺炎的发生，保持良好的健康状况都是有好处的。这些常见的因素包括：①性病后慢性前列腺炎；②尿道内的分泌物滞留；③手淫与性活动过于频繁；④辛辣食物；⑤医源性损伤与感染；⑥机体的抵抗力降低；⑦前列腺腺体的分泌功能异常。

43. 日常生活中哪些不良因素可导致前列腺炎？

日常生活中有许多不良因素与前列腺炎的发病密切相关，它们可能是诱发或加重前列腺炎的因素，也可能是直接导致前列腺炎的因素，主要包括如下三个方面：

（1）过度饮酒、久坐、长时间骑自行车等均可引起前列腺充血，这与前列腺炎发病关系密切。

（2）受凉可引起前列腺的交感神经活动，导致尿道内压增加，妨碍排泄，前列腺管也因收缩而妨碍排泄，从而产生淤积、充血。

（3）性生活不正常，如性生活过频、手淫过度、性交中断、性生活过度抑制等均可因为引起前列腺充血而容易诱发前列腺炎。

44. 哪些疾病可导致前列腺炎？

全身各个系统器官的疾病均可能由于直接对前列腺造成不良影响，或者通过改变全身的代谢与功能状态，尤其是降低免疫功能，而容易直接导致、诱发或加重前列腺炎。常见疾病包括如下五种：

（1）全身其他部位的感染，如皮肤、呼吸道、口腔等感染，可通过血流播散而引起前列腺炎。

（2）直肠、结肠、下尿道等前列腺邻近器官的炎症也可通过淋巴管引起前列腺炎。

（3）前列腺结石或前列腺增生使前列腺充血，造成非特异性感染。

（4）有性病的病人（多见淋球菌性尿道炎），淋球菌可经尿道和前列腺管进入前列腺而使其发病。

（5）某些变态反应，病毒、衣原体、支原体、滴虫等感染均可引起前列腺炎。

45. 哪些检查或治疗可引起医源性前列腺炎？

前列腺炎的发病有其一系列的原因，当然也包括一些不适当的检查和治疗，也就是说医源性的原因，主要包括如下两种情况：

（1）膀胱镜、尿道镜检查及导尿、尿道扩张术等操作不严格及器械带菌，均可因为损伤和病原体感染而导致本病。

（2）前列腺按摩次数过频、用力过大也可引起前列腺充血水肿而发炎。

46. 慢性前列腺炎与射精的解剖生理关系是怎样的？

（1）射精前期：前列腺前括约肌和内括约肌收缩而关闭近端前列腺部尿道，使之与膀胱隔开，而下方的前列腺部尿道腔扩大，外括约肌松弛，和远侧尿道相通，射精过程有利于细菌上行，进入前列腺管引起感染。

（2）体内射精期：精液射出时，前列腺的腺管和射精管方向平行，开口斜向尿道和尿流，射精时肌肉收缩，除利于射精外，也有利于前列腺内细菌的排出，停留在外周腺管内的细菌却不易排出。

（3）体外射精期：外括约肌、球海绵体肌收缩，将精液射入阴茎部尿道。外括约肌收缩关闭前列腺尿道下端，此处压力升高可使细菌进入外周的前列腺的腺管内，由于前列腺感染多存在于外周，所以普通经尿道切除前列腺手术并不能完全解决感染问题。

（三）前列腺炎的症状

47. 前列腺炎有何特点？

前列腺炎病人的症状多样而复杂，而且某些症状产生的原因也不太清楚，甚至有时会出现一些似乎与前列腺炎根本不相关的症状。有时病人的症状可以很明显，但临床检查却可以无异常所见。有时前列腺液中含大量白细胞，而病人却无临床症状；而那些被疾病折磨得痛不欲生的病人，检查前列腺液却可以是正常的。由此可见，前列腺炎的特点可能就是不具有显著的特点。许多曾经多次、多年被诊断为前列腺炎的病人，其实最终可能不是真正的前列腺炎。所以，做好前列腺炎的诊断与鉴别诊断特别重要。

48. 前列腺炎可引起哪些全身症状？

前列腺炎病人一般没有显著的全身症状，但在急性前列腺炎、慢性前列腺炎急性发作或前列腺脓肿时，可有发热、乏力、虚弱、厌食、恶心、呕吐、寒战、虚脱等败血症表现。在突然发病时，全身症状可以掩盖局部症状而容易忽视对局部的诊断和处理。急性前列腺炎也可并发附睾炎、精囊炎和输精管炎而伴发相应的症状。

49. 前列腺炎可引起哪些排尿症状？

排尿异常是前列腺炎的主要症状之一。前列腺炎可引起尿频、尿急、尿痛等排尿刺激症状，排尿时尿道灼痛，并可放射至阴茎头部。清晨尿道外口可以有脓性分泌物、黏液等，甚至可出现终末血尿、排尿困难、尿潴留等。

50. 前列腺炎可以引起哪些局部不适症状？

前列腺炎可以引起后尿道、会阴部、下腹部及肛门区域的不适，可有下腹部坠胀疼痛、里急后重及排尿不适。久坐或下蹲时症状加重。

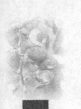

51. 前列腺炎可以引起哪些部位的疼痛？

疼痛是前列腺炎最高发的症状，也是促使病人就诊的主要原因。前列腺炎的疼痛以小腹及下腰部多见，疼痛可放射至阴茎、阴囊、双侧睾丸、两侧腹股沟区、会阴部、耻骨上区、大腿、臀部、直肠等处，并可引发病人强烈的焦虑和抑郁情绪，可对病人的生活质量产生严重的不良影响。

52. 前列腺炎可以引起哪些类型的性功能障碍？

前列腺炎的疼痛和排尿异常等症状可以严重地影响病人的生活质量，并让病人产生焦虑和抑郁等不良精神心理状态，使人际关系紧张等，这均可以对病人的性功能产生显著的不良影响而导致各种类型的性功能异常，还可以由于局部的症状而对性功能产生直接不良影响，例如射精疼痛可以让病人惧怕性交而性欲显著减退，甚至伴发勃起功能障碍（俗称阳痿）。前列腺炎引起的常见性功能障碍包括性欲减退或性欲消失、射精痛、血精、早泄、遗精甚至勃起功能障碍等。

53. 前列腺炎可以引起哪些神经系统症状？

由于疾病的久治不愈以及对生活质量的显著不良影响，慢性前列腺炎可并发神经症，表现为乏力、头晕、失眠和抑郁。工作时精力不集中，甚至产生悲观情绪，认为自己所患的病不可能治愈，对后续的治疗极其不利。

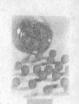

 54. **前列腺炎是否影响生育？**

男人生育的使者是精子，精子是存在于睾丸内的，并随着射精而与精浆一起排到体外（女性的阴道内），从而实现生育目的。由于前列腺液构成了精液的重要部分，前列腺炎引发的前列腺液质量异常，必然对精子产生一定的不良影响。尤其是前列腺炎合并精囊感染且比较严重时，可致精液质量异常，主要是精液液化异常（例如精液不液化或液化延迟），个别病人伴有精子数量减少，可能影响男人的生育能力，但是多数前列腺炎病人仍然可以自然生育。

55. **前列腺炎能否引起变态反应性疾病？**

前列腺炎与变态反应性疾病的关系比较复杂，可能互为因果，使得病情变得复杂和严重。例如长期前列腺炎没有系统治疗，可引起全身骨关节等变态反应或风湿性改变，表现为神经炎、神经痛、虹膜炎及关节炎等；变态反应性疾病也可以使前列腺炎的症状进一步加重。

56. **出现哪些症状可考虑前列腺炎？**

急性前列腺炎不仅具有尿痛、尿频、尿急等刺激症状，还常伴有发热、寒战等全身感染中毒症状，并往往能找到比较确切的病因。

慢性前列腺炎的局部症状比较突出，如盆底疼痛、排尿异常、性功能障碍和精神症状等，这些症状时轻时重，反复出现，延续多年。焦虑抑郁越严重，病人的症状越明显，但如工作繁忙、学习紧张转移了注意力，病情可减轻。

出现以上情况可怀疑患有前列腺炎，应到正规医院泌尿外科就诊，以明确诊断和合理治疗。

57. 前列腺溢液就是患有前列腺炎了吗?

有些青壮年男性，在尿道口经常会有白色分泌物溢出，并可以伴有阴囊肛周的坠胀不适，给其日常生活带来很多不便与恐慌。而当他们寻求医疗帮助、接受检查时，往往没有明显异常结果，例如肛诊前列腺基本正常、前列腺液化验正常、前列腺液内也培养不出病原微生物，医学上将这种现象称为"前列腺溢液"，也有人将其误称为"无菌性前列腺炎"。实际上，前列腺溢液与无菌性前列腺炎是完全不同的两个概念，不容混淆。

58. 前列腺溢液是怎么回事?

成年男性的前列腺不断地产生前列腺液，而且前列腺液的生成量具有明显的个体差异，有些人多一些，有些人少一些，并定期或不定期地通过手淫、性生活或遗精等性活动将其排出体外，具有"满则溢"的倾向，但绝大多数人感觉不到前列腺液的产生与排放。青年男性由于体内的雄激素水平较高，前列腺液分泌量较多，在排尿或增加腹压（如大便）后，由于前列腺平滑肌的被动收缩，很容易造成前列腺液的溢出，尤其在夜间的阴茎不自主性地勃起后，更容易刺激前列腺液的分泌，以至于在晨起或大便后排尿时出现尿白现象。在平时也会有少许的前列腺液经过前列腺腺管的开口处排出到后尿道，并随着尿液排到体外。

59. 哪些情况下容易造成前列腺过度充血?

（1）性活动异常：有些男性的性欲望旺盛，性生活没有节制；有些男性因为其配偶的身体条件难以进行性生活，又难以控制旺盛的性欲望与性冲动；对性生活错误观念造成的强行"忍精不射"，或因为担心配偶怀孕以及其他因素影响而采取的性交中断；个别未婚或婚后分居的男性沉湎于色情刺激，养成了长期过度频繁手淫的习惯等，都可以造成前列腺的反复过度充血。

（2）大量食用刺激性食物：饮酒，尤其是酗酒或经常食用辣椒等辛辣食物，容易诱发所有性器官的充血，包括前列腺的充血。

（3）前列腺被动受压：久坐以及长时间的骑跨动作，例如长时间骑自行车等，可以造成前列腺腺体的受压；前列腺检查与治疗过程中进行的前列腺按摩用力过大或次数过多等均可以使前列腺充血。

（4）前列腺局部受凉：天气寒冷时不注意局部的保暖，感受寒湿、寒冷或潮湿对前列腺都是一种不良的刺激，前列腺将发生腺体的收缩和腺管的扩张，从而造成前列腺的广泛充血。

（四）前列腺炎的检查及诊断

60. 为什么要对前列腺炎病人进行直肠指诊？

前列腺炎病人就诊时多需行直肠指诊检查，这对诊断有很大帮助，可以明确前列腺的局部发育情况，例如前列腺大小、质地、有无触痛等，还是获取前列腺液的重要手段，以便进行前列腺液分析。但是对于急性前列腺炎病人，一般不宜做直肠指诊检查，并禁忌做前列腺按摩，以免炎症扩散。

61. 如何进行前列腺的直肠指诊？

病人取胸膝位、截石位、侧卧位或弯腰等姿势，医生戴手套，右手示指涂润滑油，轻放入病人肛门，检查前列腺大小、硬度、有无压痛、有无肿瘤及结节等。在两侧叶的上方有时可触及精囊。检查时动作应轻柔、仔细，检查结束时按摩前列腺，取前列腺液化验。

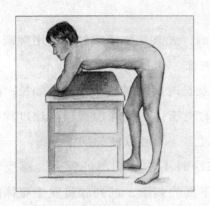

弯腰指诊前列腺

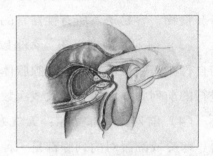

前列腺按摩获取前列腺液

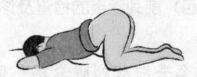

胸膝位指诊前列腺

 62. 慢性前列腺炎直肠指诊会有何发现？

慢性前列腺炎病程较长，病变部位可因瘢痕化而缩小，局部可高低不平，触诊前列腺可以感觉到其质地多较硬韧，部分病人可有轻微压痛，个别病人压痛明显。如指检的手指进一步向前探查，在精囊部位感觉到条索或块状物，就表明精囊肿大，局部可有压痛。

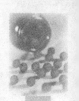

 63. 按摩前列腺并提取前列腺液时应该注意哪些事项？

（1）急性前列腺炎时严格禁止进行前列腺按摩。

（2）按摩前列腺时应该用力均匀，避免使用暴力，这可能对前列腺造成伤害，同时也可以使检查结果出现偏差。

（3）按摩获得前列腺液后应该注意观察前列腺液的外观情况，红色的前列腺液怀疑血性前列腺液或局部小血管破溃，而凝固的前列腺液则可能是精囊液而非前列腺液。

（4）按摩前列腺的同时不要忘记感觉局部的情况，并对比按摩前列腺前后的变化情况，来体会前列腺的病理改变。

 64. 前列腺炎病人前列腺液有何变化？

正常前列腺液为乳白色，有淡白色光泽。前列腺炎时巨噬细胞吞噬大量的脂类，使前列腺液中卵磷脂减少或消失，色泽变黄，混浊或有絮状物。一般认为炎症时，每高倍视野白细胞>10个，前列腺液涂片革兰染色找到致病菌有诊断价值，培养后找到细菌也可以诊断，但培养阳性率低。

 65. 何谓尿三杯试验？

尿三杯试验是诊断前列腺炎的基本实验方法，可以判断炎症和感染病原体的来源，具体方法和步骤如下：

（1）多饮水，4小时内不排尿。

（2）清洗尿道外口，包皮过长者翻起包皮。

（3）收集尿液10毫升，称为第一杯（VB_1），代表尿道标本。

（4）排尿 200 毫升后弃去，收集 10 毫升尿液，称为第二杯（VB_2），代表膀胱标本。

（5）按摩前列腺后，收集前列腺液（EPS）。

（6）前列腺按摩后再收集 10 毫升尿液，称为第三杯（VB_3），代表前列腺及后尿道的标本。

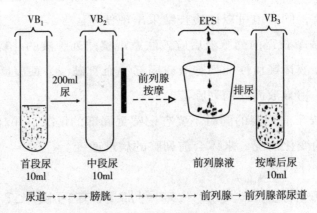

尿道→→→→膀胱→→→→→→→前列腺→前列腺部尿道

尿液和前列腺液分段定位培养示意图

 66. 尿三杯试验有何临床意义？

收集的标本可分别做细菌培养、菌落计数和药物敏感试验。

（1）VB_1 菌落数多而超过其他标本者为尿道炎。

（2）VB_2 菌落数多者为膀胱炎。

（3）VB_1 和 VB_2 阴性而前列腺液或 VB_3 菌落数多者，可诊断为细菌性前列腺炎。

（4）治疗期前列腺液或 VB_3 阳性而 VB_1 和 VB_2 转阴更证实为前列腺炎。

67. 前列腺液 pH 值测定有何意义？

测定前列腺液的 pH 值可以反映出前列腺液的酸碱度。正常前列腺液 pH 值为 6.4~7.0，略偏酸性。前列腺炎时的前列腺液 pH 值可增至 7.7~8.4，表现出偏碱性。前列腺炎治愈程度和前列腺液 pH 值变化成正比，对慢性前列腺炎治疗一阶段后如仍无效，可检查前列腺液的 pH 值，以便根据 pH 值来调整用药。

68. 前列腺液含锌量测定有何意义？

锌与前列腺炎的发病密切相关。前列腺是体内含锌量最高的组织之一，精液中锌含量高于血浆中 100 倍，提示锌在维持前列腺及其他附属性器官的功能和结构上起重要作用，主要是免疫保护作用。研究发现，前列腺炎、前列腺增生、前列腺癌病人的血清及前列腺液中锌含量降低。

69. 前列腺炎病人精液检查有何意义？

前列腺液和精液检查的意义是明显不同的，但是由于前列腺液构成了精液的重要部分，所以精液内的情况也可以部分地反映出前列腺液的情况。对前列腺炎病人行精液检查，可发现精液内有较多的白细胞，有时出现血精。合并精囊炎可出现精子数量及形态的异常。对于获取前列腺液非常困难的情况下，可以通过分析精液情况来间接了解前列腺液情况。精液分析还可以判断前列腺炎病人的生育情况。

70. 前列腺炎病人可进行哪些辅助检查？

经直肠或下腹部超声检查，可发现前列腺病变部位有不同程度的密度增高等改变。对于超声检查存在可疑癌变者，应施行 CT、磁共振（MRI）等进一步检查。前列腺穿刺活检、膀胱镜检查、泌尿系和精囊造影等检查，可用于对前列腺炎的诊断，但临床应用较少，主要用于鉴别诊断。

 71. 诊断前列腺炎为什么要施行全面检查？

全面检查是明确诊断和病情的基础。由于前列腺炎往往可能继发于体内的其他感染灶，如尿路感染、精囊炎、附睾炎、包皮阴茎头炎、股癣及直肠附近的炎症，因此诊断前列腺炎时，必须对泌尿生殖系统及直肠进行全面检查，甚至有必要时还要检查得更加广泛一些，例如是否存在扁桃体炎、牙周炎、咽炎等。

 72. 对传统诊断方法的意义要如何理解？

多数疾病的诊断是因病人出现临床症状而开始怀疑疾病，通过客观检查发现的阳性结果而获得确定诊断和分类。慢性前列腺炎的诊断情况却并不遵循这个原则，目前还没有诊断慢性前列腺炎的"金标准"。必须进行广泛的检查并除外其他的泌尿外科疾病与异常，分类诊断系统的依据也是排除方法。一些基本的传统诊断方法仍然是具有重要应用价值的，但是它们必须被赋予新的更广阔的含义。例如前列腺按摩液内白细胞数量的多少与临床症状严重程度、是否合并细菌感染、选择用药及预后的关系不大。

73. 前列腺炎应该与哪些疾病进行鉴别？

前列腺炎，尤其是慢性前列腺炎是常见病、多发病，临床表现错综复杂，且不具备特征性的临床症状。由于病因不十分清楚，前列腺的检查方法有限，诊断标准也不统一，与相关疾病容易混淆而导致误诊。因此，在诊断前列腺炎过程中，强调详细采集病史和临床症状、全面体检、必要的辅助检查是很重要的。对前列腺炎鉴别诊断的主要内容就是要排除前列腺的其他疾病和前列腺外的疾病，原位癌、膀胱肿瘤、盆底的刺激或痉挛等均在症状上与前列腺炎病人相似，如果怀疑病人患有慢性前列腺炎，采用四杯法确定诊断，并可以通过直肠检查、中段尿培养和残余尿分析来除外潜在的泌尿外科疾病，必要时采取膀胱镜检、膀胱组织活体组织检查、尿细胞学检查等来鉴别。

（五）前列腺炎的治疗及预后

 74. 前列腺溢液应该如何应对？

前列腺溢液的发生主要与前列腺的反复充血密切相关。由于前列腺组织的反复充血，导致前列腺的腺管扩张，造成前列腺液从尿道溢出，是前列腺的一种功能性改变。

既然前列腺溢液只是一种前列腺的功能性改变，主要与前列腺过度充血淤血有关，所以不必太过紧张或焦虑，只要去除造成前列腺充血淤血的原因就可以了；但是长期的前列腺过度充血淤血本身就是诱发前列腺炎的原因之一，因此还是要认真对待。由于前列腺溢液不是病原体感染所致，一般无需使用抗生素治疗。

75. 前列腺炎的治疗原则是什么？

对前列腺炎，尤其是慢性前列腺炎的治疗仍然有许多问题没有澄清。许多病人都认为选择敏感的抗生素是治疗前列腺炎的必要手段，尤其是药物的局部治疗。但是单纯使用抗生素常不能获得满意效果，尤其是对多次复发的慢性前列腺炎病人效果更差，即使是对肯定存在感染因素的细菌性前列腺炎也是如此。

应用解除肌肉痉挛的药物或方法，例如 α-肾上腺素能受体（α-AR）阻滞剂、β受体阻滞剂、平滑肌松弛剂、生物反馈方法、植物药疗法等，常可较好地缓解局部疼痛和排尿异常症状。还应该重视综合治疗措施，强调精神心理治疗、矫治神经衰弱、培养和建立良好的生活方式和对前列腺疾病相关知识的普及。

76. 前列腺炎病人如何调节饮食？

养成良好的饮食习惯在前列腺炎治疗和预防中的意义特别重大。多饮水、多排尿可起到冲洗尿道、辅助排出前列腺分泌物、减少刺激症状的作用。酒精刺激可使前列腺充血，应禁止饮酒，并忌吃刺激性辛辣食物。

77. 前列腺炎病人日常工作起居的注意事项

有哪些？

日常工作起居对前列腺炎的发病、康复及预后均具有重大意义。所以，前列腺炎病人平时要注意防止感冒、着凉及大便干燥。此外，流行病学调查研究发现，久坐、长时间骑自行车、驾车及长期在潮湿环境居住的人群前列腺炎患病率较高，所以病人不宜久坐、骑自行车或开车时间过长，以减少对前列腺的压迫，避免影响局部血液循环。

78. 前列腺炎病人能进行性生活吗？

许多前列腺炎病人担心性生活会加剧前列腺炎，所以他们往往会严格限制性生活，甚至完全禁欲。然而，和谐规律的性生活对于男性的性健康和夫妻关系和谐都非常重要，即使是患有前列腺炎，也不是完全禁忌性交，可以根据病情进行具体的适当调整，一定频度的性交（定期排精）还可能成为前列腺炎的一种有效治疗手段。前列腺炎病人在性生活方面，性交次数不可过多，尤其要避免性交中断，以减少前列腺充血。但禁欲也并非必要，规律的性生活，定期排出前列腺液，有利于治愈前列腺炎。

79. 为什么前列腺炎可行理疗治疗？

前列腺炎病人行理疗治疗对治愈前列腺炎大有帮助。热水坐浴简便易行且疗效显著，每次 20 分钟左右，每天 1~2 次，可促进会阴部及前列腺部的血液循环，减轻症状。经会阴及直肠理疗或前列腺按摩，也有助于解除前列腺局部充血及分泌物的淤积，促进炎症吸收。

80. 病人应如何对待前列腺炎？

许多久治不愈的前列腺炎病人往往存在着一定程度的焦虑，这对于疾病的康复极其不利。所以，前列腺炎病人应解除思想顾虑，明确前列腺炎并非不可治愈的疾病。前列腺炎引起的性功能障碍多为精神性或暂时性的，前列腺炎也并非一定造成男性不育，因此要保持心情舒畅，积极参加体育锻炼，生活规律，增强治疗和战胜疾病的信心。

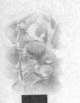

81. 前列腺炎的治疗目的及治疗现状是怎样的？

药物是治疗前列腺炎的主要手段。急性前列腺炎的治疗目的是控制感染、预防并发症和防止疾病转为慢性状态；慢性前列腺炎的治疗目的是缓解和消除临床症状、改善生活质量。尽管治疗方法众多，但多是经验性疗法并面临挑战，与循证医学的要求有一定差距，目前尚缺乏规范的治疗方案。由于可能存在多种病因和发病机制，在选择治疗方法时多倾向根据病情及个体化原则进行综合治疗，并尽量避免有创伤的方法，治疗过程中还需要定期随诊和调整治疗方案。

82. 治疗前列腺炎该如何选择抗生素？

前列腺炎感染来自尿道者以大肠杆菌最为常见，血行感染者以金黄色葡萄球菌为主，故急性前列腺炎应用广谱抗生素效果明显。慢性前列腺炎治疗方法较多，但"特效药"不多，停药后常出现复发。常用的抗生素不易渗入前列腺组织，故药效差。治疗慢性前列腺炎应先做前列腺液细菌培养和药物敏感试验，明确病因，然后根据试验结果选用较有效的抗菌药物。总之，前列腺炎病人应到正规医院的泌尿外科就诊，根据医生的检查结果和治疗建议，合理使用抗生素，并避免抗生素滥用。

83. 治疗前列腺炎如何规范化使用抗生素？

在治疗前列腺炎中普遍存在抗生素滥用和不规范应用的问题，要特别给予关注。治疗慢性前列腺炎可以使用抗生素的情况：①慢性前列腺炎的急性发作；②慢性细菌性前列腺炎；③ⅢA 型前列腺炎病人存在临床、细菌学或免疫学证据支持感染存在。抗生素治疗规范化原则包括：①急性前列腺炎、慢性细菌性前列腺炎的急性发作期或发热的慢性前列腺炎病人可以立即应用抗生素；②抗生素治疗的最短时间是 2~4 周，如果症状没有改善则应该停止；如果症状改善，应该继续进行 2~4 周的治疗来取得临床治愈，并期望彻底清除病原体；③抗生素治疗无效者，抗生素治疗时间不应该达到 6~8 周；④由于其有利的抗菌谱及药代动力学，推荐应用喹诺酮类抗生素，磺胺类药物也可以应用，但应注意其副作用。

84. 抗生素在前列腺炎治疗中的作用如何？

目前临床上诊断的慢性前列腺炎并不是单一的一种疾病，而是一组具有排尿异常、下腹会阴部疼痛不适的症状组合，每个具体病人的病因、病情轻重、精神心理因素严重程度、对治疗的反应性、对前列腺炎的认识程度等都不尽相同。因此，不可能期望会有一种适合于所有病人的包治全部前列腺炎的"灵丹妙药"。任何单一疗法和单一药物都难以获得满意疗效，而综合疗法多可奏效。慢性前列腺炎出现症状的因素往往与细菌感染无关，况且公认细菌性前列腺炎仅占全部慢性前列腺炎的约 5%，故抗生素变得不再重要，甚至多数时候没有必要。

85. 如何判断前列腺炎已治愈？

前列腺炎是否已经彻底治疗好了，还是仅仅改善了症状，是每一个前列腺炎病人都非常关心的话题。下面是一个前列腺炎治愈的参考标准：

（1）自觉症状消失。

（2）触诊前列腺正常或明显改善。

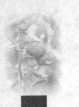
（3）定位分段尿试验的结果正常。

（4）前列腺液镜检每个高倍镜视野白细胞数少于10个。

（5）前列腺液涂片及培养均未发现致病菌。

近年来，由于治疗前列腺炎的目的已经改变了，主要是希望控制症状来改善病人的生活质量，所以对于前列腺液内白细胞数量的分析越来越不重要，甚至很少会检查前列腺液，前列腺液内的白细胞数量早已经不作为前列腺炎康复的一个必备指标。

 86. 前列腺炎治愈的标准是根治吗？

慢性前列腺炎治愈标准成为困扰医生与学者的一大难题。以往的治愈标准很明确，包括自觉症状消失或明显减轻、触诊时前列腺正常或明显改善、定位分段尿试验正常、前列腺液常规检查正常且细菌培养阴性，但往往难以达到，且容易反复发作。

现在慢性前列腺炎的治疗目的发生了显著的改变，控制疾病带给病人的不适症状和改善生活质量是治疗目的及成功的关键，因此一些学者大胆地提出不谈治愈标准，因此也就无所谓治愈或根治的问题。

 87. 前列腺炎的预后怎样？

急性前列腺炎经及时正确的治疗后，绝大多数病人可获得痊愈，并发的脓肿作切开排脓引流后亦可迅速消失。急性前列腺炎亦可转为慢性前列腺炎，后者需长期治疗。慢性前列腺炎的预后存在重大差异，多数病人可以完全康复，部分病人存在一定的症状但生活照常，少部分病人不断地遭受前列腺炎症状的折磨。

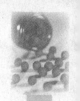

88. 前列腺炎的预后新观念是什么？

许多医生喜欢硬碰硬地治疗疾病，也让医生颇有成就感。但研究发现，对于许多慢性前列腺炎病人来说，并不是因为强化的治疗过程让他们获得痊愈。即使是最合适的治疗方法，单纯使用也是不够的，往往需要在生活制度、饮食习惯和精神心理方面的配合调节，而时间似乎对疾病转归的影响更加明显，多数前列腺炎症状的自然转归被认为会随着时间的推移而逐渐减轻。

89. 前列腺炎病人妻子的三个担心是什么？

许多妻子对患前列腺炎的丈夫有许多的认识误区，这使得病人的精神心理状况更加不好，影响到疾病的康复和家庭的和谐，因此需要调整。在前列腺炎病人的妻子中比较担心的典型表现为"三怕"：①怕被传染；②怕绝后；③怕失去"性"福。

90. 治疗前列腺炎的常用 α-肾上腺素能受体阻滞剂及其注意事项有哪些？

可选择的 α-肾上腺素能受体阻滞剂很多，包括哌唑嗪、特拉唑嗪、多沙唑嗪、坦索罗辛等。多数病人对药物治疗反应良好，但中断用药症状易复发，所以连续用药是必要的，国外主张连续服用 3~6 个月或更长。使用 α-肾上腺素能受体阻滞剂可能会对血管系统和膀胱颈产生一定影响，要注意其一过性直立性低血压（头晕等）和射精障碍（逆行射精和延迟射精）。

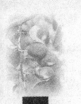
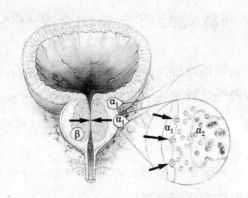

α 受体阻滞剂直接作用在前列腺上

91. 治疗前列腺炎的常用抗炎药及其注意事项有哪些？

短效的非甾体类抗炎药（吲哚美辛、双氯灭痛、布洛芬等）及环氧合酶-2（COX-2）抑制剂（塞来昔布、罗非昔布、伐地考昔）在改善前列腺炎疼痛症状中越来越显示出优势。虽然药物有潜在的胃肠道和心血管危险，但在尚未出现更加安全有效的药物前提下，COX-2 抑制剂应该继续谨慎用于最合适的病人，它毕竟比传统的非甾体类抗炎药能够带来更多的益处，只要在使用该类药物时进行必要的监测和随访即可。

92. 慢性前列腺炎局部治疗的可能途径有哪些？

由于前列腺较小、有纤维组织包膜以及血-前列腺屏障作用，使全身用药治疗往往难以达到局部有效的药物浓度，这一点连许多病人

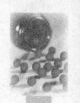

也都非常清楚，故多采取局部用药的治疗方法，这不仅避免了全身用药产生的毒副作用，而且可以使前列腺实质及腺管内的抗生素浓度大大超过全身应用抗生素所获得的浓度，效果明显好于全身用药，多年来学者们一直在寻找某种前列腺局部组织用药的新途径。

局部用药的常见途径有：直接局部注射法、经尿道逆行前列腺内灌注药物、经输精管穿刺给药、经直肠给药、肛管注射给药以及其他的局部治疗途径，其中经直肠栓剂广泛使用，常用药物包括前列安栓、野菊花栓、吲哚美辛栓等。

93. 怎样用经尿道加压的方法治疗？

双囊四腔硅橡胶导管可以用来局部治疗慢性前列腺炎。治疗方法简单、有一定疗效、无明显损伤。该导管长 42 厘米，直径 0.46 厘米，是由对组织无刺激的硅橡胶制成。导管前端有一个长 0.25 厘米、直径 0.6 厘米的硅胶囊，其后的 6~7 厘米处有一长 1.5 厘米、直径 0.2 厘米的硅胶囊（二囊各有一腔通入）。

在常规局部消毒后，局部麻醉下将消毒的双囊四腔硅橡胶导管缓

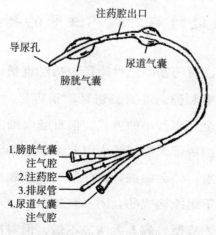

双囊四腔硅橡胶导管

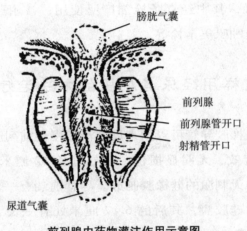

慢插入膀胱，前囊充水 8～10 毫升，向外拉紧导管后，可以堵住膀胱颈；后囊充水 3 毫升，于膀胱颈外 6 厘米处堵住后尿道。此时，两个气囊间前列腺尿道部成一闭合腔，经过第三腔（注药管腔）注入配制好的药液，闭合腔内压力增加后，药液逐渐进入前列腺，被腺体吸收后，发挥治疗作用。第四腔为通管尖的孔，引流膀胱尿液至体外。

膀胱气囊

前列腺

前列腺管开口

射精管开口

尿道气囊

前列腺内药物灌注作用示意图

94. 直接进行前列腺内注药的利弊各是什么？

直接前列腺内注射药物的三种途径包括经直肠、经会阴和经耻骨后。这三种途径各有利弊。经直肠进针，很容易就能进到前列腺内，是直观、便捷、安全、痛苦小的方式，但直肠内细菌很多，尤其是大肠杆菌，很容易将细菌带入前列腺内引起继发感染，甚至形成前列腺脓肿，导致病情加重；经会阴进针，注射时疼痛较剧烈，不易被病人接受，且由疏松皮下组织构成的会阴一旦出血，易形成血肿；经耻骨后进针的途径安全、方便、病人无明显不适，但对操作者的技术和熟练程度要求较高，成功率稍低。因此，治疗时要因人而异，并根据操作者的技术熟练程度和病人的意愿选择适当的方法。

　　尽管直接注入药物解决了药物不易透入前列腺的问题，但仍有不少影响疗效的因素未解决，如前列腺液内锌离子浓度较低、抗菌活性下降、细小结石、前列腺尿液反流、腺管弯曲狭窄影响前列腺液引流通畅、腺体深部的感染菌落等。因此，单用此方法也不能解决所有的问题，对病情复杂、病变严重的病例，尚需配合其他方法进行综合治疗。

95. 中药煎剂保留灌肠治疗慢性前列腺炎的作用是什么？

　　长久以来，我国人民就颇青睐中医中药，偏爱其无明显的毒副作用，尤其是在治疗慢性疾病需要长期用药上就更加具有优势。近年来，中药煎剂保留灌肠治疗慢性前列腺炎在临床上取得了良好的效果，它除了对病原体有直接的抑制或杀灭作用外，还能够改善全身与局部的免疫功能，促进前列腺的血液循环与引流，并具有操作简便、对全身影响小、起效快、无痛苦、无并发症、无后遗症等优点，深受广大病人的欢迎，是值得推荐的治疗慢性前列腺炎的方法之一。

96. 中药煎剂保留灌肠治疗慢性前列腺炎的理论基础是什么？

　　中药煎剂保留灌肠的治疗方法有一定理论基础。前列腺位于直肠前面，与直肠毗邻，因此中药保留灌肠可以通过局部的直接扩散作用对前列腺起到治疗作用，经过肠壁吸收入血的药物还可以对全身各个系统起到调理作用，也可以经过血液循环再对前列腺起作用。通过预先加热使中药煎剂的温度提高（一般控制在40℃左右）后再进行保留灌肠，可以起到温热效应。此外，医生可以根据病人的特点辨证施

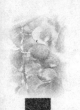

治，进行因人而异的操作和治疗。

97. 前列腺炎病人如何实施中药保留灌肠？

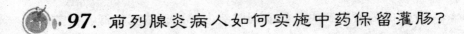

所谓中药保留灌肠法就是将中药药液直接注入直肠，并保留一段时间，通过直肠黏膜对药液的吸收，达到局部或全身治疗的目的。一般来说，这种方法多用于治疗盆腔和直肠疾病，如男性前列腺炎、女性盆腔炎、直肠和肛门疾病等。

一般来说，病人可以在家中自行灌肠，这样比较方便易行。病人可以自行购买医用灌肠器和肛管以及医用润滑油等，将中药药液用医用纱布过滤后，保持药液温度在 40℃ 左右。病人自行或在家人帮助下，平卧或侧卧体位，在肛管外涂上医用润滑油（石蜡油或凡士林），然后轻轻地插入肛门 8~10 厘米，接着用灌肠器吸取药液 80~100 毫升后，通过肛管注入。由于药液对直肠有一定的刺激，所以最好在晚上睡觉前进行治疗，并且尽可能延长药液在直肠中的保留时间。如果在白天注入药液，最好在注入药液后，保持平卧或侧卧体位 2~4 小时，以免因为活动而导致排大便。如果灌肠后过快排便，将会使药液过早排出，影响药液的吸收和疗效的发挥。

98. 中医和西医在前列腺炎治疗中各有什么

优势？

中医和西医是两个不同的医学体系，各有自己的优缺点。西医治疗的优势在于针对致病菌的病因治疗，可以快速有效地杀灭导致炎症的细菌。中医治疗的优势在于可制订针对每个病人的个体化治疗方案，重视调整病人体内环境的平衡和解除病人各种痛苦症状，但缺点是对致病菌的杀灭作用不如西药强。中西医结合治疗可以提高前列腺炎的治愈率，减少复发率。

在前列腺炎治疗方面，如果能够灵活地运用中西医各自的优点，并将两者有机地结合起来，则可以取得更好的治疗成绩。我们要努力找到中西医结合治疗的切入点，将中医和西医各自的治疗优势发挥出来，并使两者有机地融合在一起，但同时要避免简单地中药加西药治疗，以免造成医药资源的浪费。

99. 热水坐浴对前列腺炎有治疗作用吗？

很多医生在诊治慢性前列腺炎时常常会让病人在进行常规治疗的前提下，进行适当的热水坐浴，甚至不进行任何特殊治疗而把热水坐浴作为治疗的惟一方法。其实，热水坐浴的道理很简单，可以使病人的局部温度增高、肌肉松弛、血管扩张、血液循环加快，促进局部炎症渗出物的消散与吸收，并可以使病人感到温暖舒适，缓解临床症状。

100. 前列腺炎病人如何实施热水坐浴？

热水坐浴无需特殊设备，病人在自己家里就可以进行，简单方便，是治疗慢性前列腺炎有效的辅助措施。具体方法是在大盆里加入接近半盆的水，病人排净大小便后，将臀部坐在盆里。一般水温要求在 40~42℃，每次坐浴 15~30 分钟，中途可以加入热水以维持水的温度，每日坐浴 1~2 次，坚持治疗到前列腺炎治愈为止。如果在实施坐浴尤其是中药坐浴法后，会阴部出现皮肤瘙痒、皮疹等，就不宜继续坐浴，必要时可听取专科医生的意见。

101. 哪些病人不应该坐浴？

由于热水坐浴可能对病人的睾丸产生不良影响，一般对未婚和未育的青年男性是应该禁止的，因为长时间的热水坐浴会使睾丸温度增高，从而妨碍睾丸的生精功能，严重者还将造成睾丸其他功能和结构的改变，使睾丸从此一蹶不振。此外，这种获得性的睾丸损伤，可能导致睾酮分泌减少，有可能使中老年男性雄激素部分缺乏综合征（也称之为男性迟发性性腺功能减退症）提前出现，因而对一般的慢性前列腺炎病人采用热水坐浴也应慎重。

102. 前列腺按摩能对前列腺炎起到治疗作用吗？

慢性前列腺炎的腺泡及间质中常有脓性渗出物，且不易引流。通过定期对前列腺进行按摩，可以起到引流前列腺液的作用，排出炎性物质而缓解前列腺分泌液的淤积，改善局部的血液循环，促进炎症吸收与消退，有助于前列腺炎的治疗与康复，尤其适用于前列腺饱满、柔软、分泌物较多的病人，可以作为综合治疗手段之一而广泛应用，是一种很受欢迎的治疗慢性前列腺炎的方法，在某些病人中的治疗作用甚至可能超过抗生素。此外，前列腺按摩对缓解临床症状也是很有益处的。

103. 如何进行前列腺按摩？

前列腺按摩疗法简单易行，在家里亦可进行，一般每周按摩 1~2次，4~8 次为一个疗程。按摩手法应该轻缓，切忌粗暴以及强力按压，以免造成不必要的损伤。按摩完毕后应该让病人立即排尿，可以使积聚在尿道内的炎性分泌物随着尿液排出，不至于造成对尿道的刺激和炎症的播散。

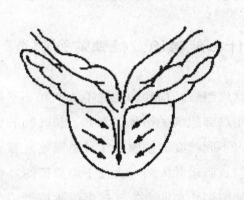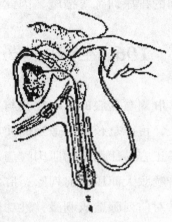

前列腺按摩示意图

104. 什么情况下不能进行按摩？

前列腺按摩疗法有明确的禁忌证：①急性前列腺炎与慢性前列腺炎急性发作期间禁忌前列腺按摩，以避免引起炎症扩散，甚至引起败血症；②怀疑有前列腺结核、肿瘤的病人禁忌按摩，以避免感染或肿瘤的播散；③前列腺明显萎缩与硬化者，由于按摩治疗效果不佳，一般也不主张进行按摩治疗。

105. 生物反馈是怎么回事？

生物反馈技术就是应用功能训练的方法来改善和协调局部肌肉和脏器功能状态的一种自然疗法。生物反馈技术经常用来治疗慢性前列腺炎病人，并取得了一定的效果。可以应用的方法很多，可以指导病人认识并纠正排尿过程中的盆底收缩状态，进行收缩/舒张锻炼，使肌肉活动恢复到正常的动力学范围，鼓励家庭内的肌肉功能持续锻炼，自愿性地松弛盆底肌肉来缓解发作性的疼痛，逐渐增加排尿间隔时间的排尿训练等措施，因此打破了痉挛和疼痛的恶性循环状态。

 106. 生物反馈为什么能够治疗慢性前列腺炎？

肛周与盆底的疼痛往往与盆底组织结构和功能的不协调和不平衡有关，可能是长期不适当的使用局部肌肉的结果，例如，长时间的坐姿不正容易让局部的肌肉酸痛；不同程度的排尿异常（憋尿等）容易让膀胱胀大而压迫前列腺；肛门直肠运动失调（大便干燥或稀便）也容易对前列腺造成刺激；性功能协调作用的丧失（过度纵欲或严格节制性欲）容易因生殖管道的运动异常而牵连前列腺。上述的诸多问题均可能是慢性前列腺炎病人产生疼痛等临床症状的主要原因。

对于这种情况产生的前列腺炎，往往使用药物或手术治疗都难以获得满意的疗效。盆底肌肉的结构与功能性损害可能触发了中枢神经系统对环境适应性的异常改变，导致了慢性疼痛和排尿异常状态，因此对盆底和腹部肌肉协调活动精确调节的物理治疗可以减少泌尿生殖和直肠肛门周围的异常，可能改善这些症状。这种运动和感知的学习可以改变外周与中枢系统的疼痛机制，并在中枢神经系统、内脏器官、平滑肌和骨骼肌组织中产生一定的物理改变，这是物理治疗盆底和盆腔脏器疼痛的基础，其中近年来运用较多的就是生物反馈疗法。

 107. 生物反馈治疗慢性前列腺炎的效果如何？

经过一段时间的生物反馈连续治疗后，慢性前列腺炎病人的临床症状可以显著的缓解，但是，只有在病人学会并能够坚持去除对盆底肌肉产生的这种慢性持续性紧张力，临床症状才可以显著减轻或完全消失，然而学会彻底放松盆底肌肉并不是一件容易的事情。

治疗过程中需要病人与指导者密切的配合，并需要病人能够坚持下去才会获得满意的效果。目前还缺乏生物反馈治疗技术长期治疗慢性骨盆疼痛综合征病人的疗效观察和远期随访结果。

108. 慢性前列腺炎久治不愈该如何应对？

久治不愈是让前列腺炎病人最头痛的事情，但悲观绝望是不可取的，应该积极寻找有效措施。下面的诸多方面可能对这些病人彻底摆脱顽固性前列腺炎有一定帮助，其中的某些环节可能需要在医生的协助下完成：①深入探讨前列腺炎的可能病因；②作好诊断与鉴别诊断；③采用综合疗法；④戒除不良的生活习惯、培养良好的应对方式；⑤普及病人的前列腺炎相关知识和对前列腺疾病的认识。

（六）前列腺炎的保健

109. 前列腺特异抗原（PSA）增高一定是前列腺癌吗？

目前，前列腺特异抗原与游离抗原（F-PSA）已作为前列腺癌的早期诊断和鉴别诊断的重要指标，有较高的特异性和敏感性。但前列腺特异抗原是前列腺组织特异，而非前列腺癌特异，前列腺的感染、炎症、器械操作、生理变异及其他良性疾病等同样可以使血清前列腺特异抗原升高，并已经为临床研究所证实。慢性前列腺炎病人血清前列腺特异抗原水平可以增高，急性前列腺炎比慢性前列腺炎导致血清前列腺特异抗原水平升高的程度更大，血清前列腺特异抗原值较基础水平可以增高 5~40 倍。

由于前列腺炎可以使血清前列腺特异抗原升高，无任何临床症状而血清前列腺特异抗原水平明显增高的男性中几乎有半数具有前列炎存在的证据，所以对于血清前列腺特异抗原增高的男性，首先进行简单方便的常规筛检前列腺炎，在明确前列腺炎的诊断后，就可以延期进行前列腺活检、不进行反复多次的活检，或者根本没有必要进行活检，这样一方面提高了前列腺特异抗原诊断前列腺癌的准确性，同时又省去了不必要的前列腺穿刺，节约了医疗开支。

 110. 新郎为什么易患前列腺炎？

"洞房花烛"本是人生大喜之事，可有些新郎却在新婚之际患上前列腺炎，给本来欢愉的心情徒增极大的烦恼。一些男子在蜜月期间可能会出现尿频、尿急、下腹部疼痛不适等急性前列腺炎或慢性前列腺炎急性发作的临床症状，也可能使原有的慢性前列腺炎症状复发或加重，这种疾病又可称为"蜜月前列腺炎"，主要与新婚男子在这一时期的生活起居有关，其常见原因如下：

（1）新郎由于初尝性生活的甘美，往往具有较强烈的性兴奋，极其容易出现性生活过度频繁，纵欲过度。

（2）新郎由于操办婚事、布置新房、摆设酒宴而过度忙碌和疲劳；饥饱失调、不注意冷暖等生活不规律。

（3）新婚之喜少不了要以酒助兴，而酒精乃是前列腺的大敌。

在这一切不利因素作用下，新郎容易患前列腺炎就很好理解了。因此忠告新郎，在新婚蜜月的欢愉之余，一定要考虑到前列腺的安危，以免前列腺炎缠身，追悔莫及。

 111. 慢性前列腺炎有遗传性吗？

在临床工作中，我们经常会发现许多家庭中可能同时有多个成年男性患有慢性前列腺炎。例如，男孩子的爷爷、爸爸、叔叔等都有慢性前列腺炎，并久治不愈。因此，有些患有慢性前列腺炎的成年男性提出：自己的儿子成年之后是否也会发生前列腺炎呢？并产生前列腺炎是否有遗传性的疑问。实际上，慢性前列腺炎的遗传性问题还没有得到公认，一般是不谈遗传问题的，造成家族性慢性前列腺炎集聚的可能原因在于病人普遍存在各种各样的不良生活习惯或生活制度。

 112. 要当心哪些前列腺的"自伤"行为？

在我们抱怨男人不"性"时，我们想过是他的前列腺在捣蛋吗？前列腺本属于多事之地，网恋、喝酒、吃辣，甚至喝水少，都有可能使它雪上加霜。来自上海、北京等大城市的一些调查数据表明：95%以上前列腺炎就诊人群多为40岁以下的中青年人。前列腺疾病之所以年轻化，原因多和他们的多种不健康的生活方式有关。实际上，前列腺炎是典型的生活方式相关疾病，多由不当的生活方式所引起，且为不当的生活方式所加重。所以，应该反思一下自身的衣食住行等方面，检点一下生活中有没有前列腺"自伤"行为，并加以克服。

前列腺的"自伤"行为1：饮水少

许多男人常常忙于工作，对自己的生活很不在意，甚至可以一整天不饮水。饮水减少必然要使尿液浓缩，排尿次数减少，使尿液内的有毒有害物质对人体造成不良影响。前列腺炎的发生机制中就有"尿液反流"进入前列腺内引发前列腺炎的情况。体贴的主妇应该为丈夫准备一个"温情水杯"，提醒他多喝水，比如每天喝6~8杯水，不憋尿，对前列腺的健康很有好处。

前列腺的"自伤"行为2：酗酒

天生就好那么一口，还有那些不得不喝的酒，男人总是难过"酒关"。殊不知，酒对前列腺具有很强的刺激作用，会引起前列腺的血管扩张、水肿或导致前列腺的抵抗力降低，并有利于前列腺寄居菌群大量生长繁殖而诱发急性前列腺炎，或使慢性前列腺炎症状加重。不酗酒、不吸烟、远离咖啡因和辛辣食物，既是好男人的时尚标志，又有益于身心健康。

前列腺的"自伤"行为3：纵欲

过度迷恋性事，或是手淫频繁，也会伤着前列腺。人们曾经把度蜜月期间新郎发生的前列腺炎命名为"蜜月前列腺炎"，就是由于过度的性生活造成的前列腺明显充血所诱发的前列腺炎。相反，如果长期禁欲，本能的性冲动不能及时宣泄出来的话，也会容易患前列腺炎。定期排放前列腺液，有助于前列腺功能的正常发挥。男人要学会"有规律"地进行性生活，切忌犯"左倾"或"右倾"错误。

前列腺的"自伤"行为4：久坐

前列腺的险要位置决定了男人在很大程度上是"坐"在前列腺上的，所以经常久坐的男人的前列腺负担较重，易引起前列腺充血、肿胀，并由此而引发前列腺的无菌性炎症。那些不爱挪动屁股，爱当沙发族的男人可要小心了。如果他的工作繁忙，或会议频繁，需要经常久坐，适时地记得电话提醒他起身走一走、动一动，做做办公室保健操，或借机会"方便"一下，大有裨益。

前列腺的"自伤"行为5：压力过大

前列腺炎给男人带来了不少麻烦，加上一些对前列腺疾病夸大其词的宣传，给病人造成了不小的思想负担，比如过度担心对生育和性造成不良影响，加上一些妻子的抱怨，很可能真的会导致丈夫勃起功能障碍（简称 ED），并成为疾病久治不愈的重要原因。前列腺属于比较敏感的器官，当我们劳累、心理压力过大和性行为频繁时都可能造成尿频、尿痛和小腹、阴囊等部位的疲劳反应，这就像休息不好会头痛一样，经过调整和对症处理是可以恢复的，没有必要过度担心。

前列腺的"自伤"行为6：忽视身体内的潜在的感染源

绝大多数的细菌性前列腺炎往往是继发于全身各处的感染灶，例如口腔里的坏牙、感冒、扁桃体炎、咽喉炎、肠炎等，都有可能成为前列腺炎的细菌来源。此外，受凉、滥用消炎药等都对前列腺有不利的影响，可能成为前列腺炎的诱发因素。积极采取有效的治疗措施，控制全身各处的感染灶；对于包皮过长或包茎者，应当进行包皮环切术；减少不必要的用药，注意前列腺部位的保暖。

前列腺的"自伤"行为 7："网恋"出来的麻烦

有一些男性喜欢长时间地泡在网上与人"虚拟性爱"，或者在无聊时光顾黄色网站，虽然没有身体接触，可通过视觉和语言的刺激，同样会造成前列腺长时间充血肿胀，上瘾后，容易引起无菌性前列腺炎。当然，长时间坐在电脑前"冲浪"，本身就是对前列腺的不爱护。与其让"虚拟性爱"影响夫妻感情，伤害健康，还不如一心一意经营一种现实的感情。

113. 得了前列腺炎怎么办？

一旦出现前列腺问题，就应到正规的医院泌尿外科就诊，而不是去一些不正规的医疗机构，更不要讳疾忌医，否则很容易延误病情。医生会给你进行详细的检查，如肛门指检、前列腺液显微镜常规检验和细菌培养、药敏试验等，然后根据病情对症治疗，一般都能取得好的治疗效果。

114. 前列腺也要"保养"吗？

男人就像一辆车，要开，也要修，前列腺更是如此，不仅要用，还要定期"保养"。爱护前列腺，你可从餐桌开始打造一个强悍的前列腺防御体系，既省心又有效。

（1）增加抗氧化剂的摄入：慢性前列腺炎以及许多疾病的发生都与氧化应激作用有关。抗氧化剂，尤其是维生素 E 和维生素 C，有助于各类疾病的预防和防止疾病复发，因此，男士们的餐桌上应该多些粗粮、新鲜蔬菜和水果来补充各类抗氧化剂。

（2）经常以坚果当零食：补锌可增加前列腺抗感染能力，起到保护前列腺的作用。男子的饮食中除了多摄入富含锌元素的海产品、瘦肉、粗粮、豆类外，细心的主妇可以在家居中准备一些零食，如白瓜子、花生仁、南瓜子等，它们也含有丰富的锌。

（3）每天2个苹果："苹果疗法"已经成为治疗慢性前列腺炎的妙方。这是因为苹果含有大量的维生素 C 及其他营养物质，其中锌的含量也很高。通过吃苹果来补锌，不仅没有任何副作用，而且有利于人体吸收和利用，比吃药的效果还好。

（4）每周生吃番茄：每周生吃 2~4 个番茄，能大大降低发生前列腺癌的危险性，番茄酱也有这样的作用。这是番茄红素在起作用，除了番茄外，杏、番石榴、西瓜、番木瓜和红葡萄均含有较多的番茄红素。

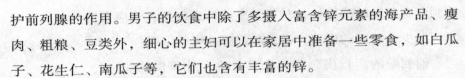

115. 慢性前列腺炎病人能否参加体育锻炼？

前列腺发炎时会产生一定程度的充血、水肿，并出现一些不适症状，因此有一些慢性前列腺炎病人不愿意参加体育锻炼，担心体育活动会加重前列腺的充血程度，或者会伤"元气"和有碍生育，这种想法是错误的。实际上，适当地参加合适的体育锻炼，非但不会加重前列腺的病理状态，还有助于前列腺炎症的消退和功能的恢复。

慢性前列腺炎病人在参加体育锻炼时，要对运动项目进行必要的选择。可能使前列腺部位直接和持续地受到压迫的运动项目不宜选择，例如骑自行车、摩托车、骑马、赛车等骑跨运动。其他项目都可以选择。由于骑自行车等运动都要采取骑跨式的坐位，会阴、尿道和前列腺直接受到压迫，加上运动时的颠簸摩擦，必然会加重前列腺的充血水肿，可能会加重病情。无论选择哪一种运动项目，运动量都要适可而止，不要过度，否则也会造成组织器官的充血、水肿而产生不良后果。

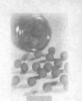

 116. 前列腺炎病人如何进行饮食调理?

　　饮食疗法是中医学中独特的治疗方法,其对身体的调理有很好的作用。俗话说"药补不如食补",所以对于前列腺炎病人在进行药物治疗的同时,辅助以饮食疗法,可以增强体质、减轻治疗药物的毒副作用等,从而达到治愈疾病的目的。

　　一般来说,前列腺炎病人饮食宜清淡,不宜进食辛辣和肥甘厚味之品,更重要的是禁酒。另外,不宜进食过多的参茸、炖品、壮阳之物,海鲜也尽量少吃。可以多进食鱼类、瘦肉、蔬菜和水果等。

117. 慢性前列腺炎病人是否要严格限制

　　　　刺激性饮食?

　　酒类、辣椒等辛辣食品对前列腺和尿道具有刺激作用,食用后引起前列腺的血管扩张、水肿或导致前列腺的抵抗力降低,常可引起前列腺不适的临床症状,并有利于前列腺寄居菌群大量生长繁殖而诱发急性前列腺炎,或使慢性前列腺炎的症状加重。

　　但我们在接触前列腺炎病人过程中观察到,造成前列腺充血的主要食品(酒类和辣椒)并不是所有食用者都发生前列腺炎。我国北方地区气候严寒,人们喜欢饮用烈酒,而一些南方湿热地区居民喜欢食用辣椒,也未见前列腺炎较其他地区高发,关键是要掌握一个"度"的问题,并且对具体的个体要遵循个体化的原则,换一句通俗的话讲就是"量力而行"。至于其他的一些刺激性食品,如鱼、虾、鸡肉、牛肉、羊肉、狗肉或其他食品等,并不会造成前列腺的过度充血,没有必要过分渲染刺激性食品的致前列腺炎作用。

　　惧怕刺激性食品会引起前列腺炎而选择拒绝某些食品的情况,不但给人们的日常生活带来很多不便,而且还会造成营养与发育不良的严重后果，甚至影响机体的免疫功能。一些曾经患有前列腺炎但已经治愈者长期对某些食品保持着回避的态度，甚至一些正常人也选择或拒绝食用这类食品，这种草木皆兵的做法大可不必。

118. 前列腺炎病人应怎样对待虚假广告宣传?

应该强调的是，前列腺疾病和心理因素直接相关，病人容易受到心理暗示或产生轻信心理，因此往往缺乏辨别是非的头脑，更容易受到别有用心者的欺骗或轻信虚假广告宣传。出现了前列腺炎的病症，病人首先产生了较为严重的心理负担，再看到很多人花了好多钱都治不好，更担心这病可能一辈子都治不好了，尤其是一些广告宣传中还提到前列腺炎会引发不育症、性功能障碍、有传染性等，很多病人精神压力更大，甚至不敢结婚、生子。

如果出现了前列腺炎的相关症状，首先要审视一下自己是否有不良的生活习惯，如酗酒、劳累、久坐等，经过 1~2 周的自我（生活方式、饮食制度和精神心理状态）调整，很多病人的症状就会消失，并不一定要急于求治。但是在治疗前列腺炎，尤其是顽固的慢性前列腺炎时，一些医疗实体或厂家推出了大量的各种器械，大量的虚假广告推向新闻媒体，向病人兜售治疗前列腺炎的所谓"新理念"，漫无边际地夸大治疗效果，许多病人容易轻信虚假医疗广告，这值得大家关注。

实际上，每种治疗手段都有其适用范围和一定的疗效，使用得当可以造福病人，反之则可成为敛财的手段，给病人带来无尽的伤痛。现在治疗前列腺炎主要强调综合治疗，任何单一治疗方法或片面强调某种仪器设备的重要作用都是不妥当的。所以，千万不要轻信虚假广告的欺骗宣传。

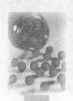

119. 如何在生活中选择科学的疾病信息来源？

许多病人由于疾病的久治不愈，对自身的疾病心事重重，往往到处求医，可以说"阅历"很深，有些病人还到处购买专业书籍、期刊杂志、科学普及读本以及相关的报刊。但是，社会上各种宣传随处可见，有许多商业性炒作的虚假广告也在广泛蔓延，使得病人难以判断真伪，病人所获得的知识不一定都有严谨的科学性，并极其容易受到错误观念的误导。甄别这些信息是科学的还是充满了商业气息的简单方法是看信息的来源途径。越是中低级别的宣传媒体，信息的商业味道越浓厚，宣传的知识也越不可靠，尤其是街边上的小的宣传品、张贴画以及一些"送"上门来的"便宜货"是坚决应该拒绝的。而国家权威机构和权威传媒是绝对不会因为"蝇头小利"而丧失其权威性和大众对它们的信任的，其来源的信息是基本上可靠的。

此外，一般的专业性学术期刊还是可以相信的。对于少部分精力、财力和智力都十分丰富的病人也可以通过购买专业书籍、订阅专业期刊来不断地获得相关知识的最新进展，网上查阅和检索相关杂志上的知识也是可取的途径，推荐病人可以采取这种方式来获取前列腺炎的相关知识。

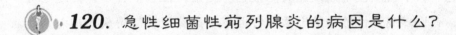

四

急性细菌性前列腺炎

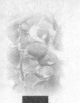 **120.** 急性细菌性前列腺炎的病因是什么？

急性细菌性前列腺炎多见于尿道上行感染，如经尿道器械操作、慢性前列腺炎按摩间隔过短或用力不当引起，也可由血行感染或由急性膀胱炎、急性尿潴留后细菌播散引起。

任何引起前列腺充血、有利于细菌繁殖的情况均可诱发细菌性前列腺炎，如过度饮酒、受寒、不正常的性生活、会阴部损伤等。

121. 急性细菌性前列腺炎的感染途径

有哪些？

（1）血行感染：感染病原体从体内某一病灶以小脓栓的形式，可以经血行播散至前列腺。

（2）淋巴感染：下尿道及结肠的炎症可经淋巴管扩散至前列腺。

（3）直接蔓延：泌尿系感染时细菌经前列腺管蔓延至腺腔，这是最常见的感染途径。

122. 急性细菌性前列腺炎的致病菌有哪些？

急性细菌性前列腺炎的致病菌大多为大肠杆菌或假单胞菌，也有葡萄球菌、链球菌、淋球菌、支原体、衣原体，偶有沙门菌或产气荚膜杆菌及其他厌氧菌。

 123. 急性细菌性前列腺炎有何病理变化？

（1）卡他性前列腺炎：感染由前列腺排泄管向腺腔蔓延，充血、水肿、渗出增多，腔内腺上皮伴细胞浸润，腺管上皮增生和脱屑。

（2）腺泡性前列腺炎：多个腺泡管有上皮脱落和脓细胞浸润，充血水肿加剧，形成假性脓肿或小脓肿，腺体肿胀。

（3）实质性前列腺炎：病变发展，间质内白细胞浸润扩散到实质，形成小脓肿，间质炎症可蔓延到一个叶或整个腺体。

124. 急性细菌性前列腺炎的症状有哪些？

急性细菌性前列腺炎的症状依感染的途径而有所不同，血行感染者发作突然，病人出现全身急性感染表现，严重时可有脓毒血症，随后出现排尿方面的症状。

尿道感染播散所致前列腺炎，在全身症状出现之前有显著的排尿症状，如尿频、尿痛、尿急及尿末滴沥。偶有因疼痛而引起尿潴留和性功能异常，其疼痛可向会阴部及阴茎和耻骨上区放射。直肠有沉重感，大便时加剧，如症状持续加剧可形成前列腺脓肿。

125. 如何诊断急性细菌性前列腺炎？

（1）根据病史，尿道感染的病例诊断不难，但若为血行感染则需详细了解有无原发病灶。

（2）直肠指诊：可发现前列腺肿大、有饱满感，发热及明显压痛。早期质地较硬，如有波动呈囊性感则已形成脓肿。急性发炎时，禁忌做前列腺按摩和应用尿道器械检查，肛门指诊应轻柔。当诊断明

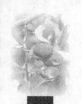

确时，急性期不做肛门指诊为宜。

（3）尿三杯试验：若 VB_1 有脓屑及脓尿，VB_2 清晰而 VB_3 混浊，说明感染来自前列腺。如伴发尿道炎或尿道有分泌物，应做分泌物的涂片染色检查或细菌培养以确定致病菌。

 126. 急性细菌性前列腺炎的并发症有哪些？

急性细菌性前列腺炎尽管发病率很低，但属于泌尿外科疾病中的急症，需要尽快有效处理，如果不及时有效救治，还可能出现许多并发症，有的甚至可以对人体健康造成严重的威胁。主要并发症有以下几种：

（1）急性尿潴留：急性前列腺炎引起局部充血、肿胀，压迫尿道，导致排尿困难，严重者可以出现急性尿潴留。

（2）急性精囊炎、输精管炎或附睾炎：前列腺的急性炎症很容易扩散到精囊，引起急性精囊炎。细菌还可逆行，经淋巴管进入输精管的壁层及外鞘，导致输精管炎及附睾炎。

（3）精索淋巴结肿大或触痛：前列腺与精索淋巴在骨盆中有交通支，发生前列腺的急性炎症时会波及精索，引起精索淋巴结肿大，同时伴有触痛。

（4）性功能障碍：急性前列腺炎时的前列腺充血、水肿可能影响到病人的性功能，表现为性欲减退、勃起功能障碍、阴茎痛性勃起、性交痛、射精痛、血精等。

（5）其他：急性前列腺炎严重时可以伴有腹股沟牵涉痛，严重者可以有肾绞痛。

127. 如何治疗急性细菌性前列腺炎？

（1）卧床休息、输液、补充热量及大量饮水、止痛、解痉、退热。

（2）如并发急性尿潴留，尽量避免经尿道导尿，必要时作耻骨上膀胱造瘘。

（3）服用己烯雌酚，以减轻前列腺充血。

（4）应用有效的抗菌药，如青霉素类、头孢菌素类或喹诺酮类。

（5）已形成脓肿者，可经会阴部切口作脓肿切开引流术。

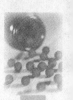

128. 如何不让前列腺炎急性变慢性？

急性前列腺炎病人在接受短期治疗后症状可以明显得到控制，甚至完全消失。有些病人可能因此放松了警惕，没有坚持进行足量和足疗程的系统治疗，也许过不久，就可能在某些诱发因素的作用下，例如酗酒、过度劳累等，前列腺炎再度发作。

实际上，很多病人在接受急性前列腺炎的治疗时容易出现"三天打鱼两天晒网"的情况，这样治疗不彻底很容易把急性前列腺炎拖成慢性前列腺炎。导致病情反复发作，增加治愈难度和成本。因此要重视前列腺炎急性期的治疗，不仅要足疗程和足剂量的使用敏感抗菌药，还要保持充足的休息与睡眠，适度参加体育锻炼，注意保持良好的生活制度，并坚持一段时间，给前列腺充分的休养生息的时间，让前列腺彻底康复。

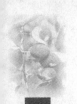

五

慢性细菌性前列腺炎

129. 慢性细菌性前列腺炎的病因及感染途径是什么？

慢性细菌性前列腺炎的感染途径主要为经尿道逆行感染。根据组织学研究结果，前列腺外周区腺管呈逆行倒流，因此如尿道有感染，射精时可使大量细菌挤向前列腺周围层，如排尿不畅，感染尿液可以潴留，尿液也可经前列腺管逆行至前列腺组织内产生微型结石，这种结石 X 线检查及直肠指诊均不易发现，只能在切除的标本中见到。这些结石位于腺体，使感染很难控制，此外，导致抗菌药不能进入前列腺，这也是慢性前列腺炎很难根治的原因。

130. 慢性细菌性前列腺炎有何病理变化？

慢性细菌性前列腺炎病人的前列腺腺泡及间质发生炎性反应，坏死灶纤维化。管腔狭窄或小管被脓细胞和上皮细胞堵塞，腺泡腔扩张，间质内有单核细胞、淋巴细胞、浆细胞和巨噬细胞浸润，有时可见组织坏死、纤维性变和腺体萎缩。严重者可引起膀胱颈部纤维组织增生而致颈部硬化，引起排尿困难。

131. 慢性细菌性前列腺炎的常见症状
有哪些？

慢性细菌性前列腺炎的症状不一致，有的甚至可以没有症状。其常见症状一般可分为以下几类：

（1）前列腺位于膀胱颈部下方，包括尿道前列腺部。前列腺发炎可出现尿道炎的症状，如尿频、尿急、尿痛、排尿迟缓或尿末滴沥，尿道有时有异物感。

（2）会阴部及骶背部不适，轻微疼痛，多为间歇性。

（3）在排尿终末或大便用力时，自尿道滴出少量乳白色的前列腺液。

（4）性功能减退、早泄、遗精等。

（5）神经症、失眠、情绪低落等。

132. 如何诊断慢性细菌性前列腺炎？

（1）根据病史和症状：如尿路感染反复发作。

（2）肛门指诊：前列腺大小可以正常，较小或稍小，表面光滑，质韧或弹性增加，或因纤维化而有结节形成，其周围固定或界限不甚清楚。

（3）前列腺液检查：白细胞增多，可有大量脓细胞，卵磷脂减少。如分泌物多，可行细胞培养及药物敏感试验。

（4）尿三杯试验：$VB_3 > VB_1$ 菌落 10 倍可诊断为细菌性前列腺炎。VB_1、VB_2 细菌培养阴性而前列腺液、VB_3 培养阳性是确诊细菌性前列腺炎的证据。

（5）B 超示前列腺组织结构紊乱，界限不清。

（6）前列腺穿刺活检：临床上很少采用，主要用于前列腺癌的鉴别诊断。

133. 慢性细菌性前列腺炎病人平时应注意什么？

（1）加强适当的体育锻炼，避免或减少长时间骑自行车以减少车座与前列腺的摩擦。

（2）热水坐浴以促进局部血液循环。

（3）局部热疗。

（4）禁忌饮酒及辛辣食物。

（5）规律适度的性生活。

134. 如何治疗慢性细菌性前列腺炎？

慢性细菌性前列腺炎的前列腺腺泡上皮类脂质膜的屏障作用，可使多种抗菌药不能进入前列腺腺泡内，而且在前列腺内有感染之小结石，所以治疗效果往往不理想。红霉素、复方新诺明等药物具有较强的穿透力，是首选药物。

也可用经尿道前列腺电切来治疗药物难以治愈者，电切应该切到前列腺包膜、前列腺周围层，才能将腺体内所有的感染灶去除。

135. 中西医结合治疗慢性细菌性前列腺炎的具体措施有哪些？

治疗慢性细菌性前列腺炎的中西医结合主要有以下几个要点：

（1）根据细菌培养和药物敏感试验结果选用有效的抗菌药，同时辨证施治应用中药。

（2）根据病人的临床表现，可以选择适当的西药进行短时间的对症治疗。

（3）中医治疗应通过辨证施治的方法，选择最适合病人的方药实施个性化治疗。

（4）慢性细菌性前列腺炎（CBP）的病程较长，无论病人辨证属于哪种证型，活血化淤的中药可以应用到慢性细菌性前列腺炎治疗全程中。

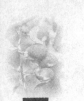

六

慢性非细菌性
前列腺炎

136. 慢性非细菌性前列腺炎的病因是什么?

大多数前列腺炎病人属于此类型,发病率明显比细菌性者高。

对本病致病原因尚无一致意见。夫妻长期分居、盆腔充血、性交中断、长途骑自行车和久坐位工作均为发病因素。滴虫、沙眼衣原体、解脲支原体、芽生菌、球孢子菌和隐球菌被认为与此病有关。

137. 慢性非细菌性前列腺炎有何病理变化?

炎症反应比急性细菌性前列腺炎局限且不明显,突出表现是腺泡内及其周围有不同程度的浆细胞和巨噬细胞浸润及区域性淋巴细胞集聚,腺叶中纤维组织增生明显。指诊时可触及前列腺腺体呈柔韧感,如前列腺纤维变性,腺体可萎缩,且可延至后尿道,使膀胱颈硬化。

138. 慢性非细菌性前列腺炎的症状有哪些?

(1)排尿刺激症状:如尿频、尿急、尿痛、排尿烧灼感等。

(2)排尿梗阻症状:如排尿困难、尿线细、排尿踌躇、尿不尽、尿末滴沥等。

(3)与排尿无关的疼痛症状:表现为定位不明确的胀痛、隐痛,疼痛的分布位置可以很广泛,可为会阴部、耻骨上、肛周、阴囊、大腿根部内侧、阴茎等。

（4）精神症状：表现为头昏、记忆力减退、焦虑、失眠、多疑、抑郁等，对身体的不适和疼痛过度敏感。

139. 慢性非细菌性前列腺炎的并发症有哪些？

（1）对性功能的影响：主要表现为性功能减退，如性交时间短、早泄等。

（2）对生育的影响：前列腺炎病人的不育症发生率高于正常人群。

（3）精神症状：前列腺炎病人情绪紧张，精神压力大。

140. 如何诊断慢性非细菌性前列腺炎？

与细菌性前列腺炎相类似，但不同的是没有反复的尿道感染病史，常可有前列腺液自尿道口溢出。直肠指诊：前列腺较饱满，质稍软，可有轻度压痛。体检与临床症状不一定相符，前列腺液细菌涂片及培养均为阴性。

141. 慢性非细菌性前列腺炎病人应注意什么？

（1）适当进行体育锻炼，增强体质，提高抗病能力。

（2）生活有规律，避免劳累、受寒受凉。

（3）禁忌酒类，勿食辛辣等刺激性强的食物。

（4）防止便秘，保持大便通畅。

（5）有条件者定期行前列腺按摩，有利于前列腺液的引流。

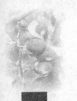

142. 慢性非细菌性前列腺炎的精神治疗方法有哪些？

　　医生对病人应该态度和蔼，富有同情心，向病人讲解本病的基本知识，并鼓励病人自我调节情绪，增强其对治疗的信心。对精神症状严重者可请精神心理科医生配合治疗。必要时可用镇静药物、抗抑郁药物等。许多泌尿外科医生在不断探索抑郁和抗抑郁治疗在久治不愈的慢性前列腺炎中的作用和意义。

143. 慢性非细菌性前列腺炎的药物治疗方法有哪些？

　　慢性非细菌性前列腺炎的治疗药物很多，但到目前为止还没有特效药物，且不同药物对症状改善的侧重点不一样，故建议联合用药。

　　（1）如能明确为衣原体和（或）支原体的感染，需用抗菌药治疗。可首选红霉素 0.25 克/次，每日 3 次；氟哌酸（诺氟沙星）0.2 克/次，每日 3 次。应长期治疗，疗程持续 8～12 周。

　　（2）如无衣原体、支原体感染或其他明确的病原体存在，抗菌药治疗往往效果不佳，故不主张应用，用药以改善症状为主。如果排尿刺激症状明显，可用黄酮哌酯 0.2 克/次，每日 3 次。如以排尿梗阻症状为主，可选用哈乐、可多华，或高特灵（盐酸特拉唑嗪）2 毫克，每日 1 次，注意可能引起直立性（体位性）低血压。

　　（3）一些植物药如舍尼通，服用后可抑制前列腺的炎症反应，从而减轻症状，用法为 1 片/次，每日 2 次。

　　（4）对以疼痛症状为主的病人可用解热镇痛药物，如消炎痛（吲哚美辛）25 毫克/次，每日 3 次；布洛芬 0.25 克/次，每日 3 次；

西乐葆（塞来昔布）0.2 克/次，每日 2 次；芬那露（氯美扎酮）0.2 克/次，每日 2 次。

144. 慢性非细菌性前列腺炎的物理疗法有哪些？

所谓物理治疗，主要是利用热能，增强前列腺及周围组织的血液循环，促进炎症吸收。常用的方法有热水坐浴、射频与微波、经尿道针刺消融、经直肠热疗等。临床上治疗慢性前列腺炎的理疗方法及所使用的仪器种类繁多，准确评价其治疗效果往往很难，绝大多数这类治疗的目的都是通过改善前列腺的局部血液循环、促进药物在局部的吸收、抑制或杀灭局部病原体，最终缓解或消除临床症状，可以作为慢性前列腺炎综合治疗方法之一，或者作为综合治疗方法的辅助方法，广泛应用于临床。在选择具体的治疗方法时，主要根据病人的疾病严重程度、临床类型、病人的经济能力以及医院所具有的条件来决定。

145. 慢性非细菌性前列腺炎在什么情况下采用手术治疗？

前列腺炎属于非致命性疾病，而且绝大多数病人经过药物治疗、生活方式调整、认知与精神心理状态调整，多可获得治愈或显著改善。所以，一般不主张手术治疗前列腺炎，况且绝大多数的前列腺炎病人的年龄一般不大。尤其是合并精神心理障碍的病人，手术治疗是绝对禁忌的。除非病人症状极其严重，常规治疗方法无效，强烈要求手术治疗，并合并严重的前列腺增生、前列腺结石，甚至合并前列腺癌，才可能考虑切除前列腺。值得注意的是，单纯因为前列腺炎（没有合并其他并发症或适合于手术治疗的疾病）而选择手术治疗的病例，最好还要经过医院的伦理委员会讨论来决定。一般采用经尿道前列腺切除术。也有医生尝试采用通过切开前列腺被膜（被膜十字切开）等方式来达到减张作用，减少前列腺的内压，减轻前列腺炎所引发的疼痛和坠胀，但疗效尚不确定，近年来也很少见到报道。其他的一些手术治疗方式也有报道，但是多属于个案，缺乏系统的报道和总结。对于最终选择手术治疗的前列腺炎病人，术前应交代清楚手术后可能不会缓解或消除症状，并可能出现并发症，如逆行射精、勃起功能障碍、生育困难等，并严格掌握适应证。

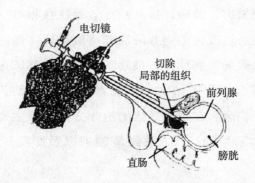

经尿道前列腺切除术（TURP）

146. 慢性非细菌性前列腺炎治疗过程中病人应注意哪些问题？

（1）树立战胜疾病的信心，慢性非细菌性前列腺炎并不是不治之症，只是病程较长，容易复发。只要坚持综合治疗，还是可以根治的。

（2）注意生活起居，养成良好的生活习惯，防止过度疲劳，预防感染。忌烟酒，忌辛辣刺激饮食，少骑自行车，不坐潮湿之地，节制房事，既不要过于频繁，也不要禁欲。

（3）发展自身兴趣爱好，进行适当体育锻炼，减轻对前列腺炎的心理负担。消除焦虑情绪，防止产生精神症状。

（4）与医生密切配合，采用合理的中西药物治疗，并配合理疗及必要的心理治疗，慢性非细菌性前列腺炎还是可以治愈的。

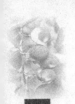

七

前 列 腺 痛

 147. 什么是前列腺痛？

前列腺痛也就是最新分型的ⅢB型前列腺炎，其病因尚不清楚，前列腺痛并不是前列腺的真正感染，而是盆底肌肉习惯性挛缩和痉挛，可能与盆底肌肉紧张、盆腔交感神经系统异常有关。这种疾病常和局部疼痛及炎症有关，不良的生活习惯及精神心理因素也可能有一定影响。

148. 前列腺痛有何病理改变？

患前列腺痛的病人其前列腺常无明显的炎症性病理改变，疼痛作为一种神经精神刺激的应激原，既可引起血液黏滞性增高，又可通过影响体液调节导致微血管改变，最终引起微循环障碍，并产生疼痛感觉。

 149. 前列腺痛有何临床特点？

前列腺痛的好发人群是青壮年男性，有非特异性的前列腺炎症状，但一般无泌尿系统感染病史，前列腺液的化验检查也一般没有异常，治疗主要是对症处理，控制或消除其临床症状，从而改善其生活质量。

150. 前列腺痛的主要症状有哪些？

（1）与排尿无关的盆腔疼痛：如会阴、阴茎、耻骨上、阴囊、尿道等部位的疼痛。

（2）异常排尿症状：如排尿踌躇、排尿中断、尿线细、尿线无力及尿末滴沥等。

（3）刺激性排尿功能异常：如尿急、尿频和夜尿增多等。

（4）多数病人伴有精神症状：如紧张、焦虑、郁闷等神经衰弱症状。

 151. 前列腺痛的实验室检查会有哪些发现？

前列腺痛病人的前列腺液检查基本是正常的，其中并无大量的炎性细胞，甚至连酸碱度（pH 值）和卵磷脂小体也是正常的。前列腺液的病原体检查必然是一无所获，例如前列腺液的细菌培养及支原体、衣原体培养均可以为阴性。

 152. 前列腺痛病人行直肠指诊有何发现？

经直肠触诊前列腺可以感觉到前列腺的发育是正常的，但前列腺的表面可以有充血肿胀的感觉，两侧肛提肌及髋外旋肌可以有压痛，肛门括约肌可以有紧张性的收缩，盆底肌肉可以有不规律的震颤等。当然，并不是所有前列腺痛病人都会有异常的触诊发现，毕竟每个病人是不同的，个体差异大量存在。

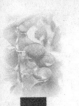

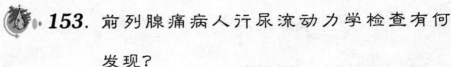

153. 前列腺痛病人行尿流动力学检查有何发现？

尿流动力学检查在诊断前列腺痛中可能会有所发现。例如尿道最大关闭压相对明显增加，最大和平均尿流率下降，膀胱测压为不稳定膀胱，在排尿时膀胱颈呈不完全漏斗形状，伴尿道外括约肌水平尿道狭窄。

154. 前列腺痛病人行膀胱镜检查有何发现？

采用膀胱镜检查前列腺痛病人的膀胱，可能发现膀胱颈梗阻的证据，如膀胱颈的轻至中度抬高，膀胱内的小梁增生等。

155. 前列腺痛病人行膀胱造影有何发现？

对前列腺痛病人的膀胱尿道造影可能显示，膀胱出口开放不完全和尿道外括约肌处的前列腺段尿道狭窄，并因此而造成前列腺段尿道的压力增加，排尿期膀胱尿道造影显示尿液向前列腺内反流。

156. 如何诊断前列腺痛？

因为前列腺痛往往缺乏客观的体征，其诊断只能采取排除法，即要做好鉴别诊断。对具有前列腺炎症状的病人，进行系统全面的检查，逐步排除细菌性前列腺炎和非细菌性前列腺炎以及其他较少见的疾病，从而使前列腺痛的诊断得以确立。

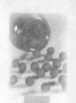

157. 如何治疗前列腺痛？

目前针对前列腺痛尚无特异治疗方法，对症处理和支持疗法包括：

（1）α-肾上腺素能受体阻滞剂，治疗典型的排尿困难的病人，可采用坦索罗辛（哈乐）、甲磺酸多沙唑嗪（可多华）、特拉唑嗪（马沙尼、高特灵）等。

（2）氯美扎酮或地西泮，用于有焦虑、抑郁、神经衰弱等症状者；对于那些症状特别严重者，也有学者尝试采用抗抑郁药物治疗，例如舍曲林、百忧解、赛乐特、欣百达等。

（3）泽桂癃爽、渡洛捷或氯美扎酮可用于治疗有排尿刺激症状者。

（4）舍尼通：其对膀胱平滑肌有明显收缩作用，可在提高膀胱逼尿肌收缩的同时，舒张尿道括约肌，改善排尿异常，抑制内源性炎性介质的合成，有抗炎、抗水肿的作用。

（5）前列安栓或野菊花栓，经直肠给药来缓解局部症状。

158. 前列腺增生为什么容易合并前列腺炎？

前列腺增生引起下尿路梗阻，使尿道压力增加，尿液反流进入前列腺机会增多，所以容易引起前列腺炎。此外，许多不良因素，如吸烟、肥胖、饮酒、糖尿病等与老年男性的前列腺增生相关，这些因素对病人的抵抗力有严重不良影响，也是前列腺炎的危险因素。

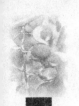

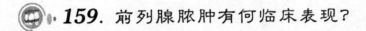

八

前列腺脓肿

159. 前列腺脓肿有何临床表现?

前列腺脓肿的临床表现比细菌性前列腺炎还要严重,排尿梗阻症状尤为明显,常并发急性尿潴留,有时可从尿道流出脓性分泌物,偶有脓肿破入尿道、直肠、会阴或膀胱周围间隙,引起结缔组织炎。

160. 如何诊断前列腺脓肿?

对前列腺脓肿的诊断,主要依据膀胱刺激症状、排尿梗阻症状、全身毒血症症状。直肠指诊可触及前列腺及波动感。B超检查有助于诊断和鉴别诊断。

161. 如何治疗前列腺脓肿?

前列腺脓肿属于前列腺炎比较严重的并发症,一旦诊断明确,应该首先行切开引流排脓,并应用广谱抗菌药治疗。同时应该在生活中多加注意,包括清淡饮食、多饮水、多休息、并且密切关注病情变化。

九

滴虫性前列腺炎

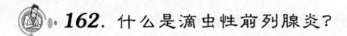

162. 什么是滴虫性前列腺炎？

滴虫经尿道逆行进入前列腺可引起滴虫性前列腺炎，感染主要来自于不洁的性接触，例如与患有滴虫性阴道炎的妇女有性关系的男性容易患此病，也可来自于一些其他的途径而间接接触感染。

163. 滴虫性前列腺炎有何表现？

滴虫性前列腺炎的临床症状多样，主要临床表现类似于慢性前列腺炎，但是往往以局部排尿异常症状为主，突出表现为尿道刺痒、较强烈的排尿刺激症状、尿道口有异味的分泌物等。前列腺液常规检查可见白细胞较多。前列腺液做镜检和培养可发现滴虫。滴虫能吞噬精子，对男性的生育能力具有一定的不良影响。

164. 如何治疗滴虫性前列腺炎？

对于滴虫性前列腺炎的治疗包括针对病原体的特异性治疗、改善临床症状的一般对症治疗以及日常生活方式的调整。特异性治疗病原体感染的抗菌药选择口服甲硝唑，同时应该对性伴侣进行检查和治疗；对症治疗及日常生活方式的调整与一般的前列腺炎相同。

十

前列腺结石

165. 前列腺结石是怎么产生的?

前列腺结石的病因不明,其发生在前列腺腺泡内,常有一个由核蛋白、少量脂肪和晶体嘌呤包围脱落上皮细胞形成的圆形或卵圆形的有机核心——淀粉样体,在某些情况下,淀粉样体可引起异物作用,使无机盐随着时间的增长而逐渐沉着并形成结石。结石核心也可由细胞、细菌或坏死组织组成。

166. 前列腺炎病人是否更容易在前列腺内生
"石子"?

慢性前列腺炎病人前列腺液中结石阳性率明显高于非前列腺炎病人,这是无可争辩的事实,其原因可能与以下几个方面相关。

前列腺发生炎症时,前列腺的腺泡和腺管都扩大,造成了导管狭窄,尿流动力学发生变化,尿液反流逆行进入前列腺腺体内,使尿液中一些晶体物质沉积在前列腺组织上;前列腺炎时的大量炎症细胞阻塞前列腺小管,腺泡扩大,分泌物淤积,形成局灶性小脓肿,结石成分在受压的皮质或包膜上沉积;前列腺炎使前列腺液发生改变,细菌、坏死的细胞碎片等异物增加,使无机盐、钙等更容易附着其上;前列腺炎使前列腺液内结石形成的抑制物减少,尤其是柠檬酸浓度的降低,使其与钙离子结合形成可溶性复合物的能力降低,因而显著降低草酸钙的溶解度，使钙离子更容易析出形成结石。

167. 患有前列腺结石可以出现哪些症状？

绝大多数前列腺结石病人无症状，即使是有症状的病人，其症状也常常缺乏特异性，并常在检查其他症状时被发现。一旦出现症状，前列腺结石病人出现频度较高的症状如下：

（1）尿频：局部刺激和慢性膀胱三角区炎症而出现尿频，严重者伴有尿急、尿痛、里急后重感和排尿困难，虽经多种抗菌药治疗，其症状仍难以控制。

（2）血尿：可有终末血尿。

（3）疼痛：会阴部、耻骨上及骶背部钝痛，有时向下腹部放射。

（4）性功能障碍：前列腺结石可引起勃起功能障碍、射精疼痛、阴茎异常勃起及血精。

（5）排石史：前列腺结石偶可自行排出或在按摩前列腺时排出。

168. 如何诊断前列腺结石？

本病诊断主要依靠直肠指诊、B超、尿道镜及X线检查。

X线摄片可显示前列腺部位结石阴影，改变体位后其结石部位不发生变化，据此可与膀胱结石鉴别。同时可了解前列腺结石的数目、大小和分布情况。

169. 如何治疗前列腺结石？

针对前列腺结石的治疗问题存在极大的争议，我们的建议如下：

（1）对无症状或症状轻微者，无需特殊治疗。

（2）合并前列腺炎但症状轻微者，可用抗菌药治疗合并综合疗法。

（3）症状明显，经抗菌药治疗无效或有多发性结石的病人，以手术治疗为宜。手术方法的选择应根据结石数目、大小、位置、病人的年龄、全身情况和是否有并发症以及技术设备而选择。

十一

前列腺结核

170. 前列腺结核为什么容易漏诊和误诊？

在男性生殖系统疾病中，前列腺结核发病率较高，但在临床上较少被发现，主要由于它常常继发于泌尿系结核，病灶又紧邻膀胱三角的两侧壁及后尿道，易被泌尿系结核症状所掩盖。另外，由于病变一般开始于前列腺腺管及射精管，继而逆行感染前列腺，这些部位较隐蔽，加之前列腺炎是男性生殖系感染中最常见的疾病，这给前列腺结核的诊断增加了困难，容易发生漏诊和误诊。

171. 前列腺结核有何临床表现？

前列腺结核多无明显症状，只有当附睾结核出现临床症状，行直肠指诊时才会发现前列腺精囊硬结。患前列腺精囊结核可出现血精及精液减少，如果病变引起双侧输精管梗阻，病人将失去自然生育能力。少数严重的前列腺结核可形成空洞，并于会阴部破溃流脓，形成瘘道。

172. 如何诊断前列腺结核？

（1）泌尿系结核经抗结核药物治疗，无膀胱挛缩，尿液检查正常，而尿频、尿急症状无好转时，应想到存在前列腺炎及前列腺结核的可能性。

（2）前列腺结核严重的病例，精液常呈现出血性或精液量减少，精液脓细胞增多。

（3）直肠指诊触及前列腺有浸润和硬结，如伴有输精管增粗呈串珠状变，则更加有助于本病的诊断。

（4）尿道造影可了解有无前列腺尿道扩张或变性，造影剂能否进入前列腺的空洞内，这些均有助于诊断。

（5）必要时可行前列腺液检查，或前列腺穿刺进行细胞学检查，以明确诊断。

173. 前列腺结核对男性生育有何影响？

前列腺结核往往是全身结核的局部表现，因此病人大多身体虚弱，体质较差。前列腺结核破坏了正常的腺体结构，影响前列腺液的分泌，妨碍了精子的功能。此外，前列腺结核常与精囊结核、附睾结核同时存在。精囊和附睾对男性生育能力有重要作用，尤其是附睾，如因结核而形成附睾的瘢痕挛缩、变形，可影响精子通过。因此，严重的前列腺结核可影响男性生育能力，应及早治疗。

174. 如何治疗前列腺结核？

前列腺结核的治疗和全身结核病的治疗方法基本相同，包括全身治疗，如休息、营养、抗结核治疗等，效果一般较好。可以采用异烟肼、链霉素、利福平、吡嗪酰胺等为主的两种或三种药物联合应用。目前我国的结核疾病都纳入统一管理，而且前列腺结核与全身结核的治疗具有较大的相同性，所以最好与结核病专家共同研究合理的治疗方案，进行系统治疗。

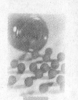

175. 前列腺结核的治愈标准是什么?

泌尿生殖系结核症状及体征全部消失,尿液或前列腺液结核菌涂片和培养均为阴性。由于前列腺结核往往是全身结核的一个局部表现,所以在具体的工作中很少会单独考虑前列腺结核的治愈问题,而应该全面分析。

176. 前列腺结核的手术治疗指证是什么?

一般来说,前列腺结核用药物治疗有较好的效果,很少需要对前列腺结核采用手术治疗。但如果前列腺结核合并附睾结核,且附睾病变严重,有寒性脓肿或窦道形成,则应采用手术方法切除附睾病变,使前列腺结核病变得到控制,这有助于病灶的愈合。

如果前列腺结核经抗结核药物治疗无效,且感染严重,有干酪化、空洞脓肿形成,可在抗结核药物的配合下,进行手术治疗,彻底清除前列腺病变,也可切除一部分前列腺和精囊。但此手术范围较大,创伤也大,并发症多,需严格掌握手术指征。

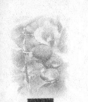

十二

念珠菌性前列腺炎

177. 什么是念珠菌性前列腺炎？

　　念珠菌性前列腺炎是由一种称为白色念珠菌的致病性真菌感染前列腺所引起的，这种真菌小而呈卵圆形。本病属于罕见病例，临床上很难见到单独存在的念珠菌性前列腺炎，而往往是以念珠菌性尿道炎伴发前列腺炎的形式出现。

　　前列腺感染念珠菌后，可表现出慢性前列腺炎症状，排尿终末有分泌物、滴沥不尽，会阴及直肠部有不舒服的感觉等，严重时引起前列腺肿大而造成前列腺部尿道的梗阻。诊断可做前列腺液的白色念珠菌检查。

178. 如何治疗念珠菌性前列腺炎？

　　对念珠菌性前列腺炎的治疗，首先要采用敏感的抗真菌类药物进行有效的病原体治疗，例如口服克霉唑、制霉菌素等，还可以采用尿道内灌注的给药方式。真菌适宜生长在酸性环境下，因此碱化尿液可以有效地抑制真菌的生长繁殖，可以口服小苏打片或10%枸橼酸钾合剂，或用2%~3%的碳酸氢钠溶液进行膀胱灌注。尿道内灌注甲紫（龙胆紫）可以杀灭局部的真菌。此外，还可以采用对症和支持疗法来改善病人的症状。病人在日常生活中注意饮食健康，保持良好的生活方式，例如多饮水、不酗酒等也有利于疾病的康复。

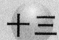

十三

淋球菌性前列腺炎

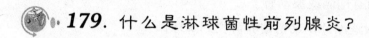

179. 什么是淋球菌性前列腺炎？

淋球菌性前列腺炎多见于青壮年，由尿道淋球菌上行感染前列腺所致，多为淋球菌性后尿道炎的并发症。临床上的急性淋菌性后尿道炎容易伴发前列腺炎，淋球菌感染引发的病变使前列腺腺泡有大量白细胞浸润、组织水肿。大部分病人经过有效治疗后，局部的炎症可以消退，少数严重者可演变为前列腺脓肿。慢性淋菌性后尿道炎可并发慢性前列腺炎。所以，需要对急慢性淋病进行有效彻底的治疗，以免引发前列腺问题。

180. 淋球菌性前列腺炎的临床表现是什么？

急性期淋球菌性前列腺炎的主要症状为会阴部坠胀、间歇而短暂的会阴部抽痛。由于后尿道的脓性分泌物逆向蔓延至膀胱，从而引起膀胱颈部和三角区的炎症，表现为明显的尿频、尿急和尿痛。当尿道球腺受淋球菌侵犯时，会阴部胀痛更明显，大小便时尤其严重。一旦淋球菌进入尿道球腺，极易隐蔽潜伏，使病人成为长期的带菌者，性交时淋球菌容易溢出而传播给对方。感染严重时病人有寒战、高热、排尿困难甚至尿潴留。慢性淋球菌性前列腺炎的症状与慢性非特异性前列腺炎相似，病人除有泌尿系症状外，还可出现勃起功能障碍、早泄等性功能障碍。

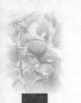

181. 如何诊断淋球菌性前列腺炎？

（1）有不洁性接触史及急性淋球菌性尿道炎病史。

（2）出现急性期典型的临床症状。

（3）直肠指诊可触及前列腺肿胀、局部温度高、表面光滑并有触痛，形成脓肿则有饱满或波动感。

（4）前列腺液涂片及细菌培养可找到淋球菌。

182. 怎样治疗淋球菌性前列腺炎？

（1）选用敏感抗菌药治疗病原体，可以通过口服、经尿道灌注、肌内注射、静脉输液或前列腺内直接局部注射等途径给药。

（2）采用泽桂癃爽、黄酮哌酯、舍尼通、氯美扎酮等对症治疗。

（3）前列腺按摩：每周1次，以引流前列腺分泌物，利于药物弥散至腺泡和腺管。

（4）忌酒及辛辣食物，避免长时间骑坐，避免性生活。

（5）中医治疗：应用活血化淤和清热解毒药进行辨证论治。

（6）可以采用热水坐浴及理疗，但是对于未婚未育及其他有生育要求的男性是禁忌的。

183. 淋球菌性前列腺炎的治愈标准是什么？

（1）临床症状消失。

（2）复查前列腺液，镜检每高倍镜视野白细胞数少于10个，淋球菌培养阴性。

184. 淋球菌性前列腺炎的心理治疗有哪些？

多数淋球菌性前列腺炎病人可以有不同程度的精神负担，以掩饰、恐惧心理为多。医生应该以真诚的态度与病人交谈，取得其充分信任，然后再以疏导的方法说明不正常心理对疾病防治的弊端，避免危险的性行为以防再感染。此外，要说服病人动员性伴侣及时就诊和治疗。

185. 如何预防淋球菌性前列腺炎？

人是淋球菌惟一的天然宿主，对淋球菌有易感性，性乱及不洁性行为极易发生感染，导致淋病。淋病是最常见的性病之一，发病后获得的免疫力极弱，所以治愈后仍可再度被感染而发病。预防此病的最重要也是最根本的措施是教育公众洁身自好，注意性生活卫生，对某些特殊人群则要严格教育和管理，并宣传性病防治知识。对病人做到早发现、早治疗以缩短传染期。

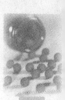

十四

肉芽肿性前列腺炎

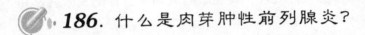

186. 什么是肉芽肿性前列腺炎？

肉芽肿性前列腺炎是一种罕见的疾病，多为非特异性，常与近期的尿路感染有关。多数病例直肠指诊可触及前列腺硬结或弥漫性硬块，与前列腺癌不易鉴别。

187. 肉芽肿性前列腺炎的常见病因有哪些？

（1）非特异性，占 70%，常继发于近期的尿路感染。

（2）经尿道手术后或针吸活检后发病者，占 24%。经尿道手术包括经尿道前列腺切除术和经尿道膀胱肿瘤切除术，此类前列腺炎半数在术后 6 个月内发病。

（3）特异性肉芽肿性前列腺炎占 3%，病原菌包括细菌、结核菌、布氏杆菌、梅毒螺旋体、病毒和真菌等。

（4）系统性肉芽肿病占 3%，为累及全身多器官的肉芽肿性疾病在前列腺局部的表现。

188. 肉芽肿性前列腺炎的发病机制是什么？

肉芽肿性前列腺炎的发病与局部强烈的异物反应有关，前列腺导管阻塞是首要因素。病因包括细菌感染引发的炎症过程或外科创伤造成的组织坏死，前列腺增生也可能造成或加重前列腺导管的梗阻。感染及炎症破坏导管和腺管上皮，细胞碎片、细菌毒素和前列腺分泌物进入组织间隙，成为基质内异物，激发肉芽肿性炎症反应。肉芽肿性炎症可能是局限的，也可能累及整个前列腺。肉芽肿性前列腺炎的炎症缓解较慢，需 2~3 个月的时间，局部被纤维组织替代，质地发生变化。

189. 肉芽肿性前列腺炎有何病理变化？

肉眼观察肉芽肿性前列腺炎病人的前列腺，可见小而坚韧的黄色颗粒状结节；镜检有丰富的非干酪性肉芽肿，局限在腺泡周围区，亦广泛侵及整个腺体。病变部位充满上皮样细胞，以泡沫样细胞占优势，易和癌细胞混淆。前列腺腺泡可被密集的分叶颗粒细胞和嗜酸性粒细胞浸润所取代，腺管常常扩张破裂，充满炎性细胞。

190. 肉芽肿性前列腺炎有什么症状？

约 70% 的病人在发病前的 4 周内有尿路感染病史，表现为急性膀胱炎或急性前列腺炎，部分病人症状为暴发性。最常见的症状为发热、寒战和尿路刺激征，并常见急性尿潴留，血尿少见。个别病人表现为感冒症状，也有无症状而在体检时发现者。

191. 肉芽肿性前列腺炎有何体征？

半数以上肉芽肿性前列腺炎病人直肠指诊可触及前列腺单发或多发结节，或整个前列腺弥漫变硬。其中，部分病例结节或前列腺坚硬固定酷似前列腺癌，也可软硬不一，有弹性。少数病人前列腺及结节并不硬，类似其他良性病变。

192. 肉芽肿性前列腺炎的 B 超检查有何表现?

对肉芽肿性前列腺炎病人的下腹部或经直肠 B 超检查,可见前列腺内低回声结节,或前列腺回声不均,与前列腺癌相似。还可见到前列腺增大,形状不规则,但包膜完整。

193. 如何诊断肉芽肿性前列腺炎?

肉芽肿性前列腺炎病人近期多曾发生急性尿路感染,继而下尿路梗阻,同时前列腺迅速增大、变硬,出现结节。血清前列腺特异抗原水平可以升高,B 超发现前列腺内低回声结节或前列腺增大、密度不均,应考虑到肉芽肿性前列腺炎的可能,需在 B 超引导下行前列腺穿刺活检以明确诊断。

194. 如何治疗肉芽肿性前列腺炎?

多数肉芽肿性前列腺炎病例可以观察等待,不经过处理而自愈。硬结消失需数月至数年。热水坐浴,防止便秘,有明显尿路感染者可抗炎治疗 4 周。对特异性感染者采用针对病原微生物的治疗。少数有严重梗阻症状的病人需行前列腺切除。因前列腺粘连严重,开放手术操作困难,故首选经尿道前列腺切除术。

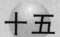

十五

前列腺炎相关疾病

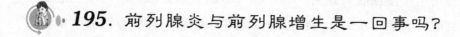

195. 前列腺炎与前列腺增生是一回事吗？

尽管慢性前列腺炎与前列腺增生都是成年男性的常见病，且都发生在前列腺上，但慢性前列腺炎常见于青壮年男性，病理基础是炎症，多以局部的疼痛和排尿刺激症状为主；而前列腺增生常发生于50岁以上的老年男性，病理基础是组织增生，并以排尿梗阻症状为主。一个常常困扰医生的问题是，年轻时患有前列腺炎是否在晚年容易产生前列腺增生？

慢性前列腺炎与前列腺增生的关系很密切。根据研究报道显示，前列腺增生手术切除的组织中98%～100%存在前列腺炎的组织学改变；前列腺增生导致下尿路梗阻、尿道黏膜抵抗力降低、尿液反流、并发尿石症等，都使其容易并发前列腺炎。目前对这两种疾病的相互关系还没有肯定结论，表面上看彼此没有直接和必然的联系，不会因为患有前列腺炎就一定会转变成前列腺增生，但只有在进行深入全面的研究后才能更好地回答这个问题。

196. 患了前列腺增生就不会再得前列腺炎了

吗？

当一些中老年男性出现排尿不畅、尿频、会阴疼痛等症状时，往往首先考虑到自己患前列腺肥大了，医生也容易根据病人的"排尿尴尬"情况来这样考虑问题，到医院检查后多半被诊断为"前列腺增生"。但是在服用治疗前列腺增生的药物后，往往效果并不明显，尤其是刺激性的排尿症状和会阴部疼痛症状可能持续存在。此时可能是前列腺炎在作怪，或者前列腺增生同时伴有前列腺炎。简单的前列腺触诊，进行前列腺按摩获得前列腺液并常规检查，发现化验结果显示白细胞计数超出正常范围，结合病史，就可以获得"前列腺炎，或前列腺增生伴慢性前列腺炎"的诊断。所以，别让前列腺的增生掩盖了前列腺的炎症。接受针对性治疗或两者兼顾后，症状可明显改善。这是许多前列腺增生伴有慢性前列腺炎病人的典型写照。

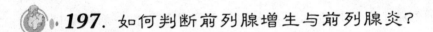

197. 如何判断前列腺增生与前列腺炎？

在很多情况下对于前列腺炎与前列腺增生的临床诊断往往是含糊不清的，且两者的诊断均没有一个让人满意的"金标准"，许多医生的部分诊断依据是病人的年龄，对于小于 50 岁的男性，通常不考虑前列腺增生的诊断；而对于大于 50 岁的男性，尽管可能存在一些前列腺炎的症状，也通常诊断为前列腺增生，而不是前列腺炎，但要考虑到两者可能同时存在的情况。此外，对病人进行美国国立卫生研究院（NIH）制订的慢性前列腺炎症状指数（NIH-CPSI）仔细分析，可以初步判断病人是否患有慢性前列腺炎。前列腺增生可以具有较严重的排尿异常，而不会产生明显的疼痛，但临床诊断的某些前列腺炎合并前列腺增生的病人可能有部分是由于膀胱炎所引起的排尿刺激症状，是由于前列腺增生所诱发的泌尿系感染所致，在诊断时要注意进行鉴别。

附录 1

慢性前列腺炎症状指数 （NIH-CPSI）

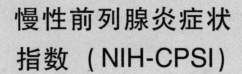

为了将慢性前列腺炎的临床症状进行客观准确的评价，美国国立卫生研究院（NIH）组织专家制订并提出了慢性前列腺炎临床症状的客观评分标准：慢性前列腺炎症状指数（chronic prostatitis symptom index，CPSI），可以用来研究前列腺炎的三个重要症状：疼痛（部位、严重性和频度）、排尿异常（排尿刺激症状和阻塞症状）和对生活质量的影响，一共有 9 个问题，具有客观、简单、方便、快速为病人接受等特点，并具有稳定性、可重复性、高度的辨别性和一定的心理测试性质，提供给医生在科研和临床工作中参考，并为绝大多数的专家所接受，临床实践证实 CPSI 是量化慢性前列腺炎症状的好方法，病人也可以自我比对临床症状评分的变化，来自我掌控疾病进程和转归。

◆. 疼痛或不适症状评分：

1. 最近一周，你在以下区域出现过疼痛或不适吗？

A. 睾丸与肛门之间区域（会阴部）　　　　　　　有（1）　　无（0）

B. 睾丸　　　　　　　　　　　　　　　　　　　有（1）　　无（0）

C. 阴茎头部（与排尿无关）　　　　　　　　　　有（1）　　无（0）

D. 腰部以下、耻骨上或膀胱区域　　　　　　　　有（1）　　无（0）

2. 最近一周，你有以下症状吗？

A. 排尿时疼痛或烧灼感　　　　　　　　　　　　有（1）　　无（0）

B. 性高潮（射精）时或以后出现疼痛或不适　　　有（1）　　无（0）

3. 最近一周，你在上述这些区域是否经常疼痛或不适？

无（0）；很少（1）；有时（2）；经常（3）；频繁（4）；几乎总

是（5）

4. 请你描述最近一周中平均疼痛或不适感觉的程度。

☐　☐　☐　☐　☐　☐　☐　☐　☐　☐　☐
0　　1　　2　　3　　4　　5　　6　　7　　8　　9　　10 分

（不疼）　　　　　　　　　　　　　　　　　　　　　　（最严重的疼痛）

◆．排尿症状评分：

5. 最近一周，你是否经常有排尿不尽感？

无（0）；

5 次中少于 1 次（1）；

少于一半时间（2）；

大约一半时间（3）；

多于一半时间（4）；

几乎每次都有（5）

6. 最近一周，你在两小时以内排尿的频度有多少？

无（0）；

5 次中少于 1 次（1）；

少于一半时间（2）；

大约一半时间（3）；

多于一半时间（4）；

几乎每次都有（5）

◆．症状的影响：

7. 最近一周，你是否因为临床症状而妨碍了你做事情？

无（0）；仅有一点（1）；有时候（2）；很多（3）

8. 最近一周，你是否经常想起自己的症状？

无（0）；仅有一点（1）；有时候（2）；很多（3）

◆．生活质量：

9. 如果你的余生将会伴随着现在最近一周同样的临床症状，你会感觉如何？

非常高兴（0）；

愉快（1）；

比较满意（2）；

一般（3）；

不太满意（4）；

不愉快（5）；

非常恐惧（6）

NIH-CPSI 积分研究结果包括：

1. 疼痛或不适的评分包括 1A、1B、1C、1D、2A、2B、3 和 4 各个问题分数的总和＝0～21。

2. 排尿症状评分包括对 5 和 6 问题分数的总和＝0～10。

3. 临床症状对生活质量的影响评分包括对问题 7、8、9 回答分数的总和＝0～12。

积分的报告形式包括：

1. 将上述 3 个方面的积分分别报告，其中疼痛的亚评分为 0～21 分，排尿症状的亚评分为 0～10 分，症状对生活质量影响的亚评分为 0～12 分。

2. 将疼痛不适与排尿症状评分两项相加后进行报告，范围在 0～31。轻症的积分在 0～9；中等程度积分在 10～18；严重病人的积分在 19～31。

3. 报告总积分，范围在 0～43。轻症的积分在 1～14；中等程度积分在 15～29；严重病人的积分在 30～43。总积分越高，病人的临床症状或病情越严重。

NIH-CPSI 的前六项问题具有一定的定量性质，问题的回答相对客观，而后三项针对生活质量问题的主观性比较强，病人很难把握，没有一定的参照标准，因此可能会影响到评分的准确性。尽管

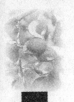

NIH-CPSI 也可以区别病人是否存在慢性前列腺炎，但是 NIH-CPSI 主要是用来进行病因、临床研究和治疗效果的判定，而并不是进行诊断。

附录2

前列腺液常规的基本
化验项目及正常参考值

外观：乳白、稀薄；

pH值：6.4~7.0（有争议，且存在年龄相关的生理波动）；

卵磷脂小体：满视野或≥75%视野；

白细胞：<10/HP；

红细胞：<5/HP或无；

颗粒细胞：<5/HP或无；

淀粉样体：少量；

上皮细胞：少量；

精子：偶见或无；

滴虫、真菌与细菌：无；

病原体检查：细菌培养无致病菌生长；

其他病原体检查：阴性。

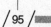